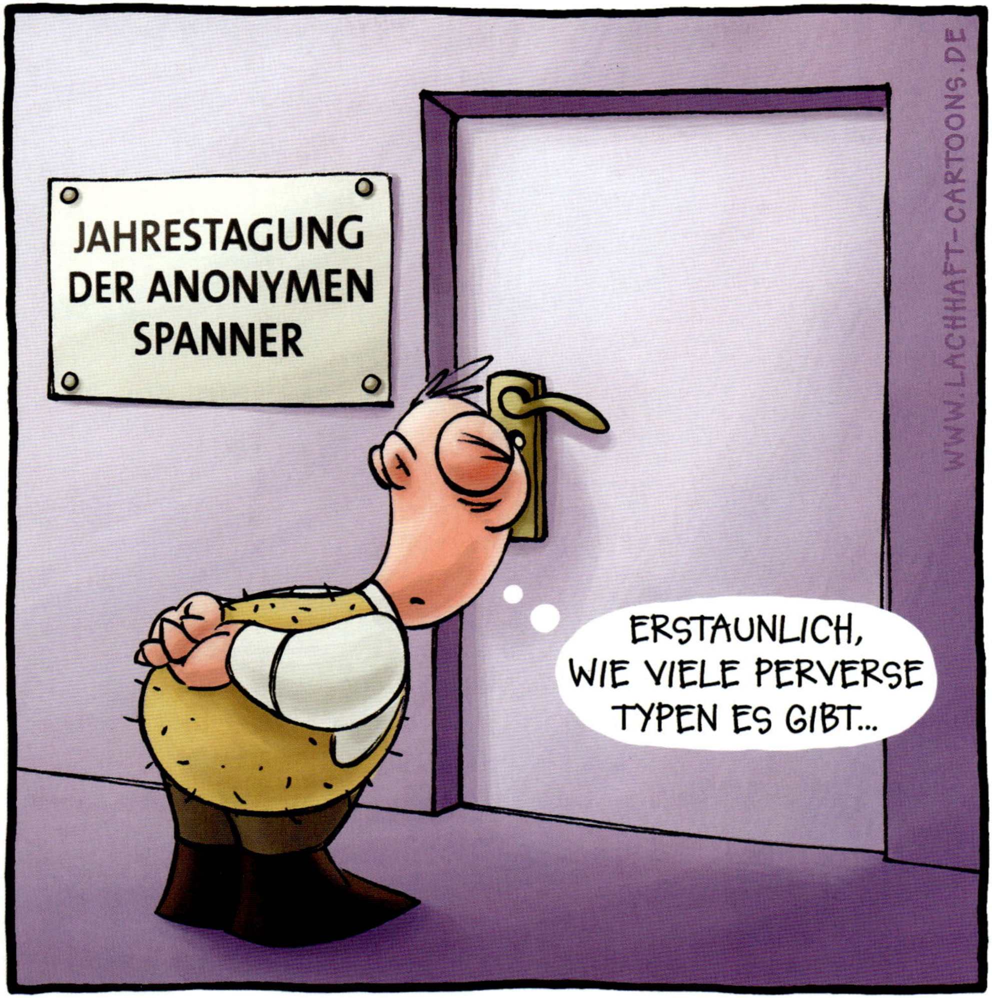
JAHRESTAGUNG DER ANONYMEN SPANNER
ERSTAUNLICH, WIE VIELE PERVERSE TYPEN ES GIBT...
WWW.LACHHAFT-CARTOONS.DE

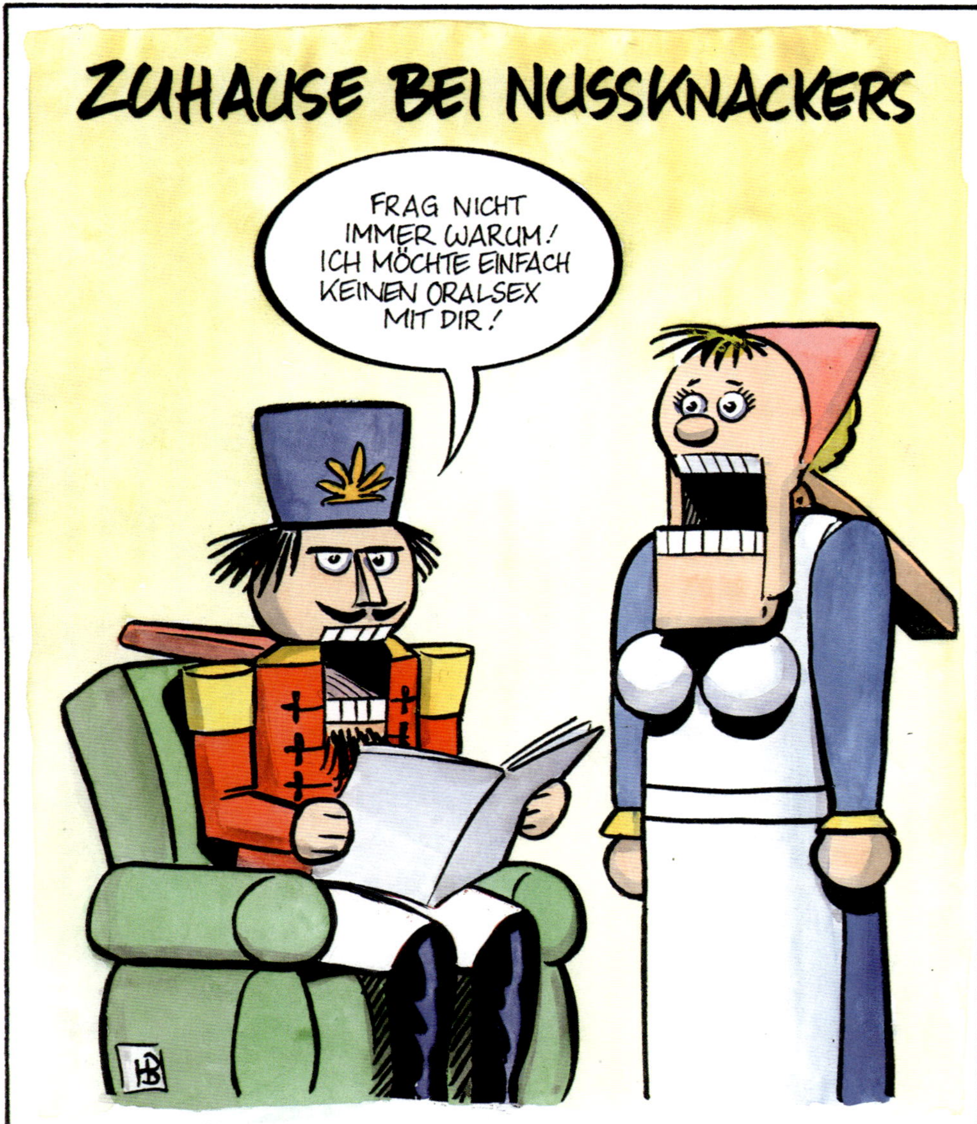
ZUHAUSE BEI NUSSKNACKERS
FRAG NICHT IMMER WARUM! ICH MÖCHTE EINFACH KEINEN ORALSEX MIT DIR!

Schweinische Bilder

Eulenspiegel

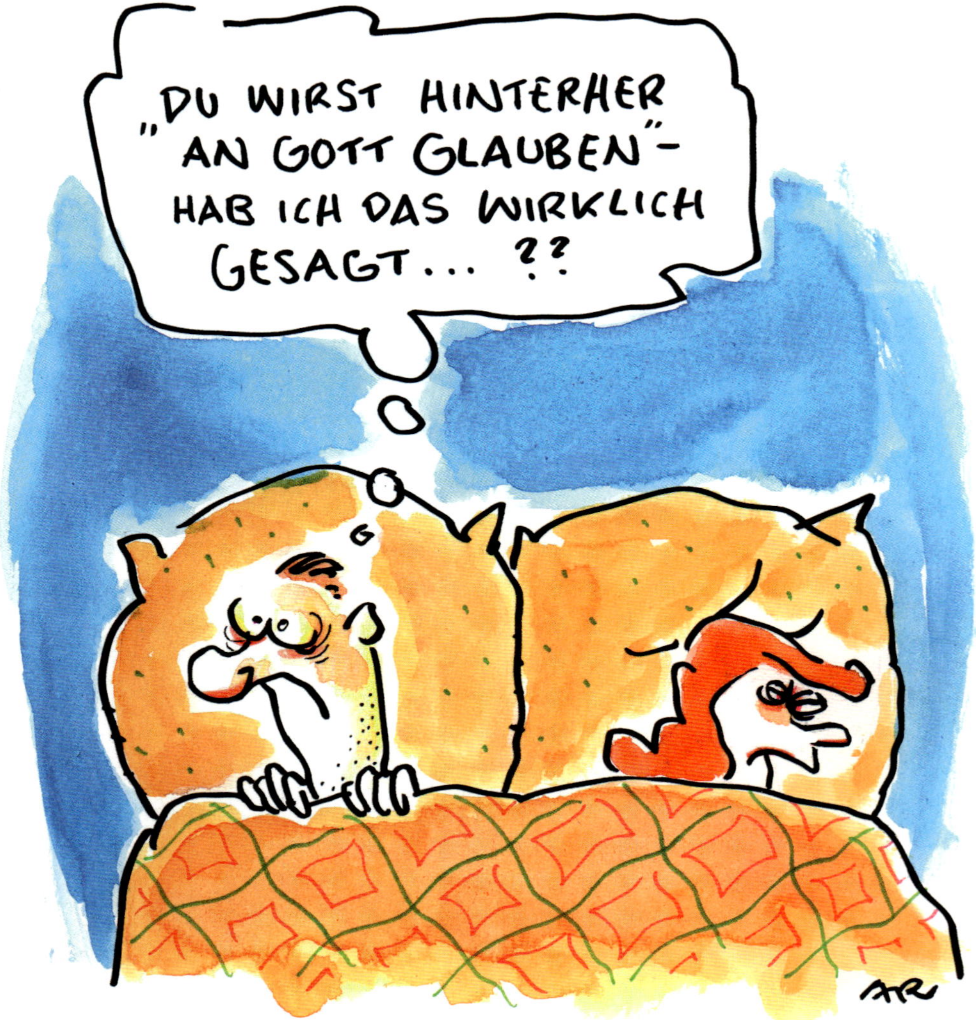
„DU WIRST HINTERHER AN GOTT GLAUBEN“ – HAB ICH DAS WIRKLICH GESAGT … ??
ARI

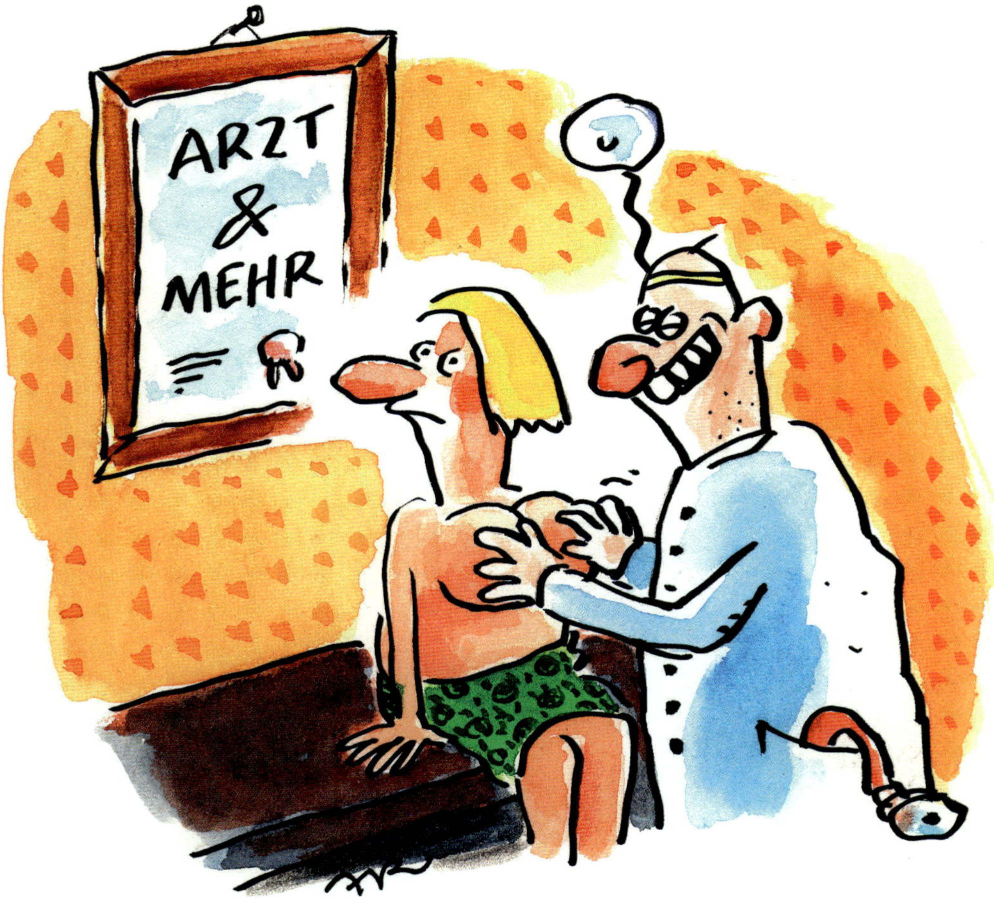
ARZT
&
MEHR

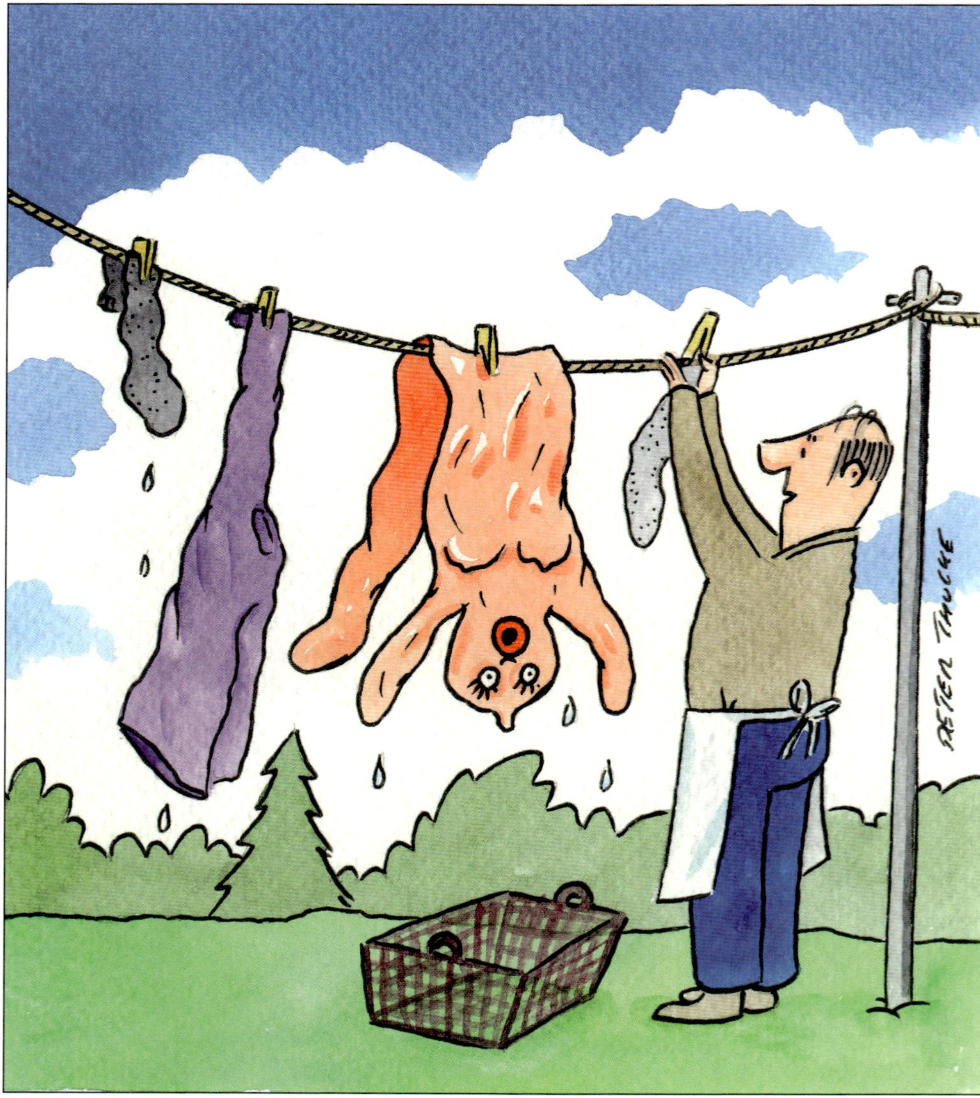

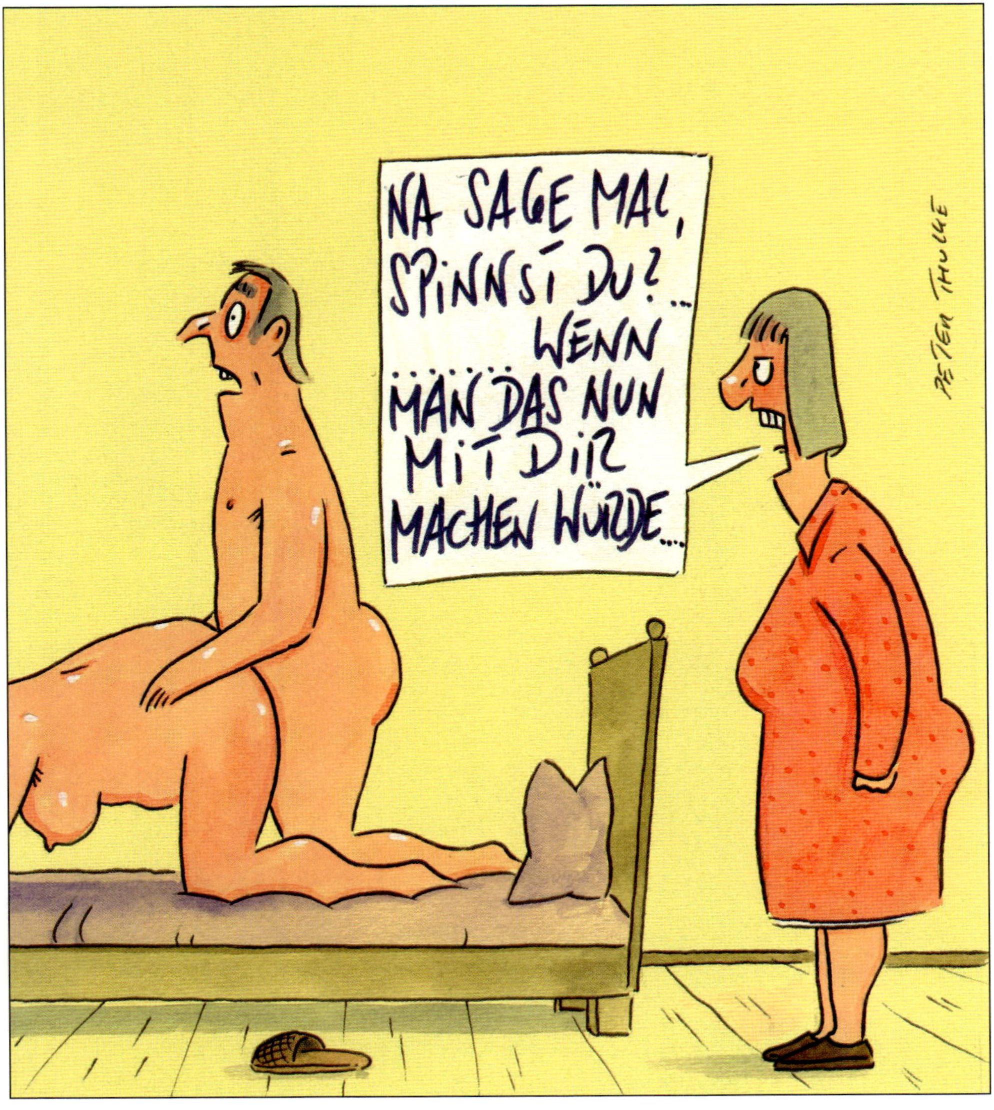
NA SAGE MAL, SPINNST DU?... WENN .... MAN DAS NUN MIT DIR MACHEN WÜRDE...
PETER THULKE

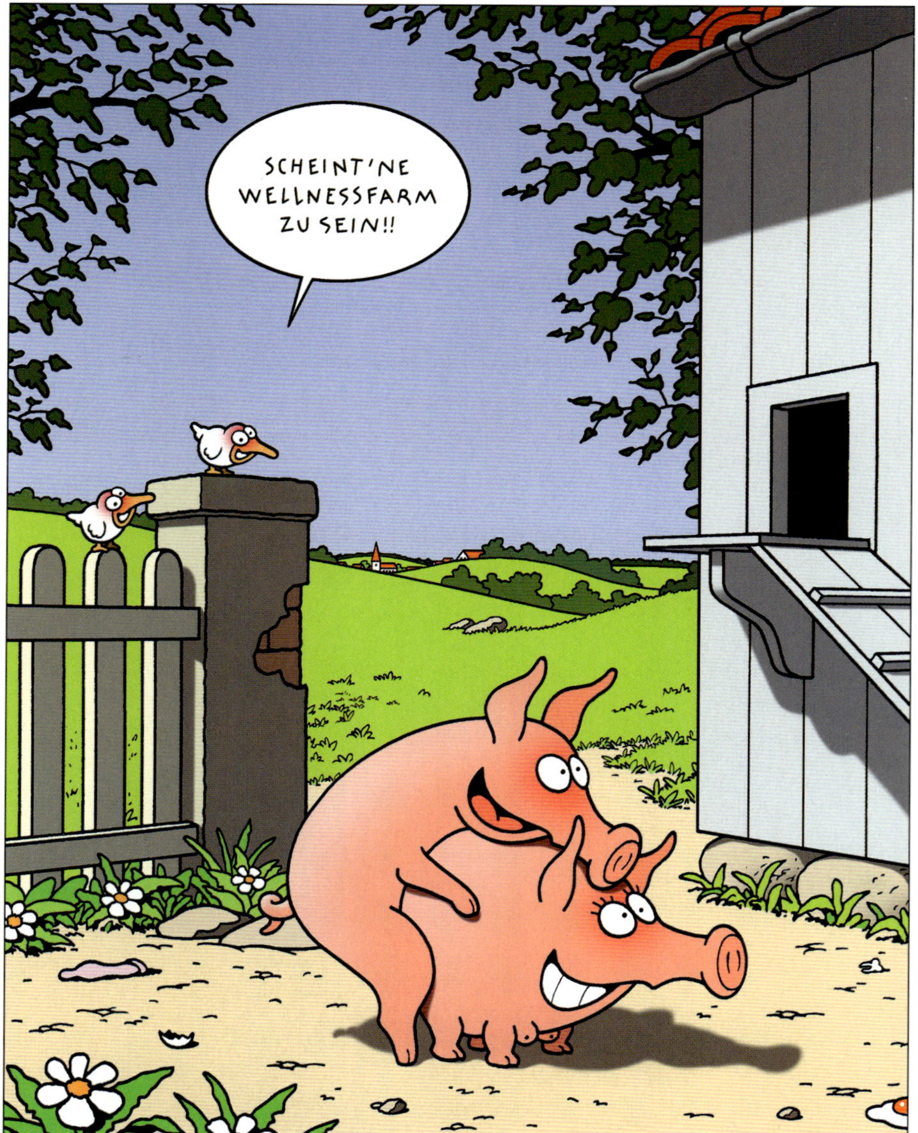
SCHEINT'NE WELLNESSFARM ZU SEIN!!

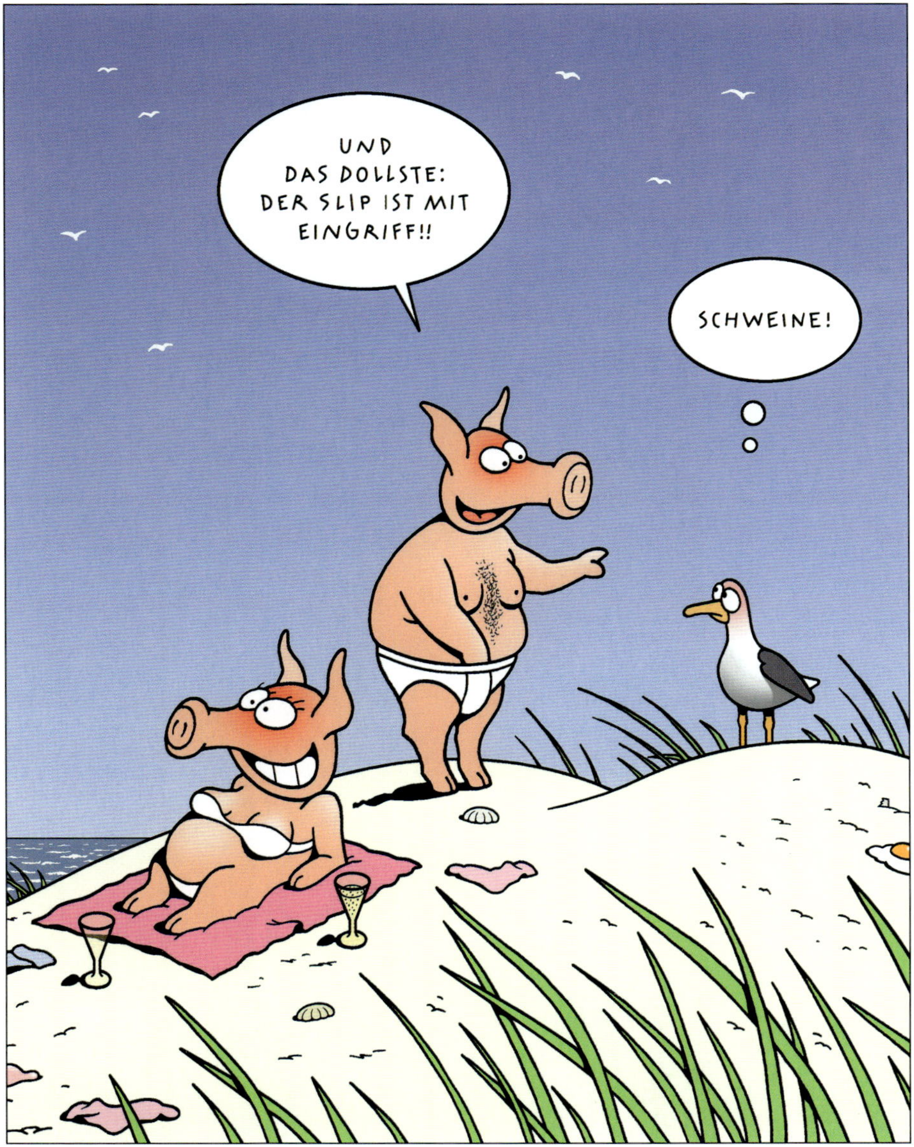
UND
DAS DOLLSTE:
DER SLIP IST MIT
EINGRIFF!!
SCHWEINE!

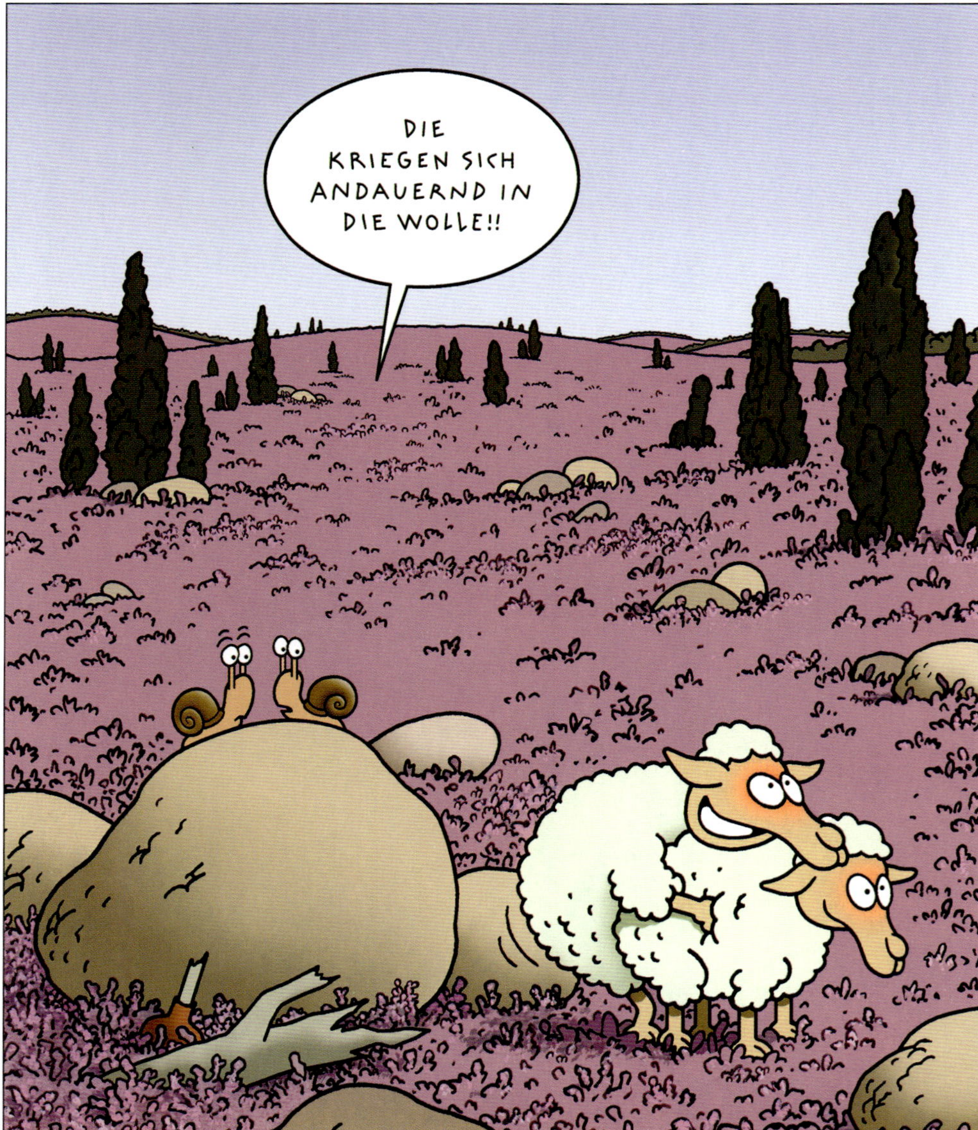
DIE KRIEGEN SICH ANDAUERND IN DIE WOLLE!!

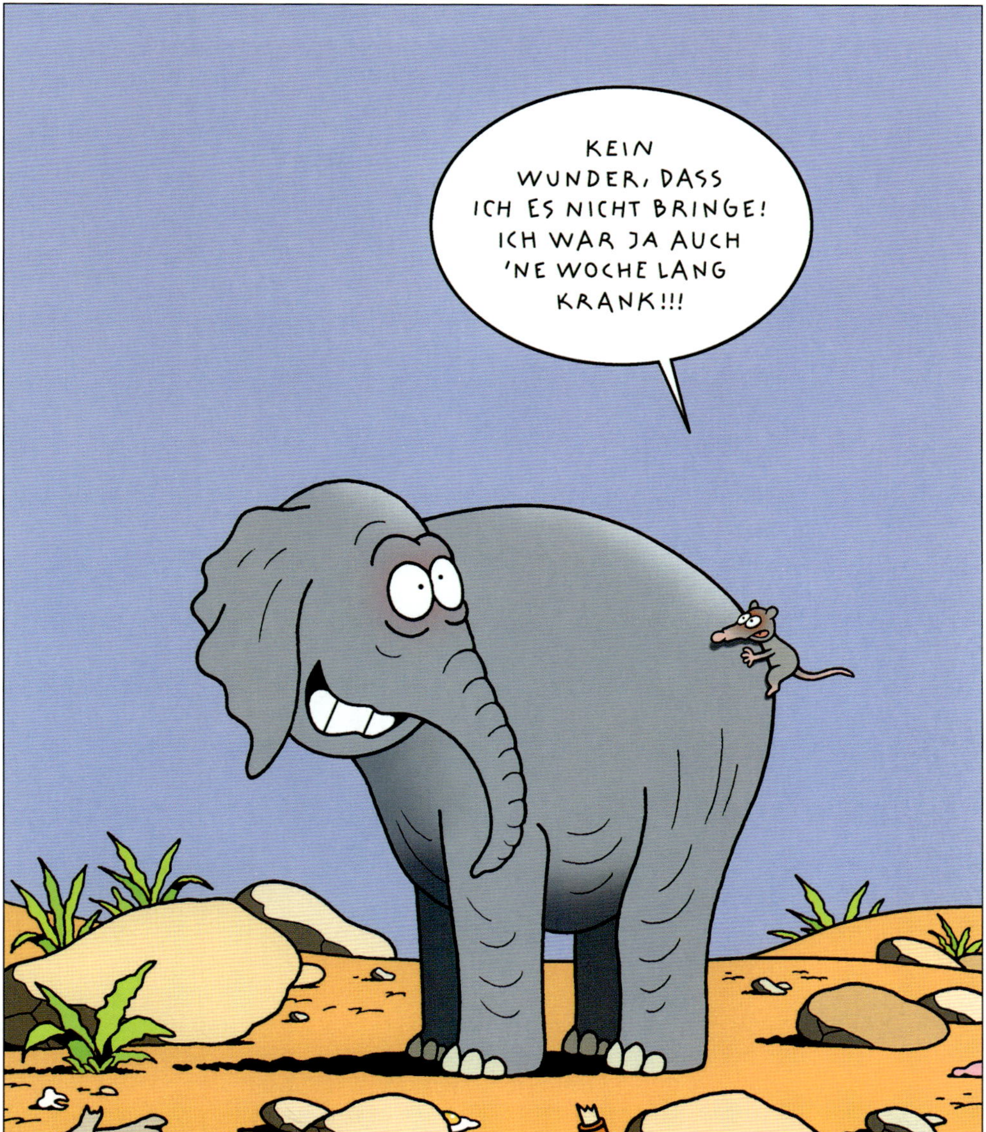
KEIN WUNDER, DASS ICH ES NICHT BRINGE! ICH WAR JA AUCH 'NE WOCHE LANG KRANK!!!

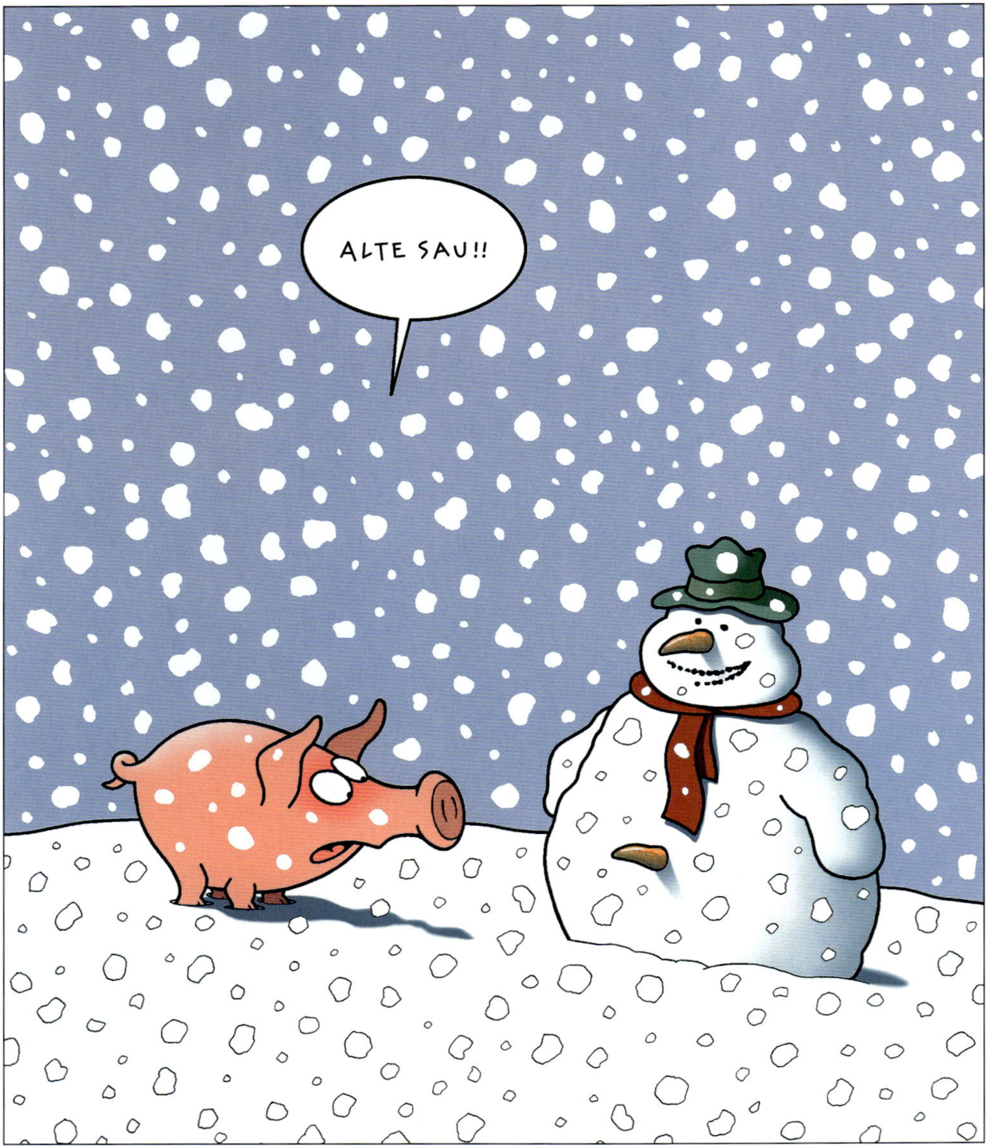
ALTE SAU!!

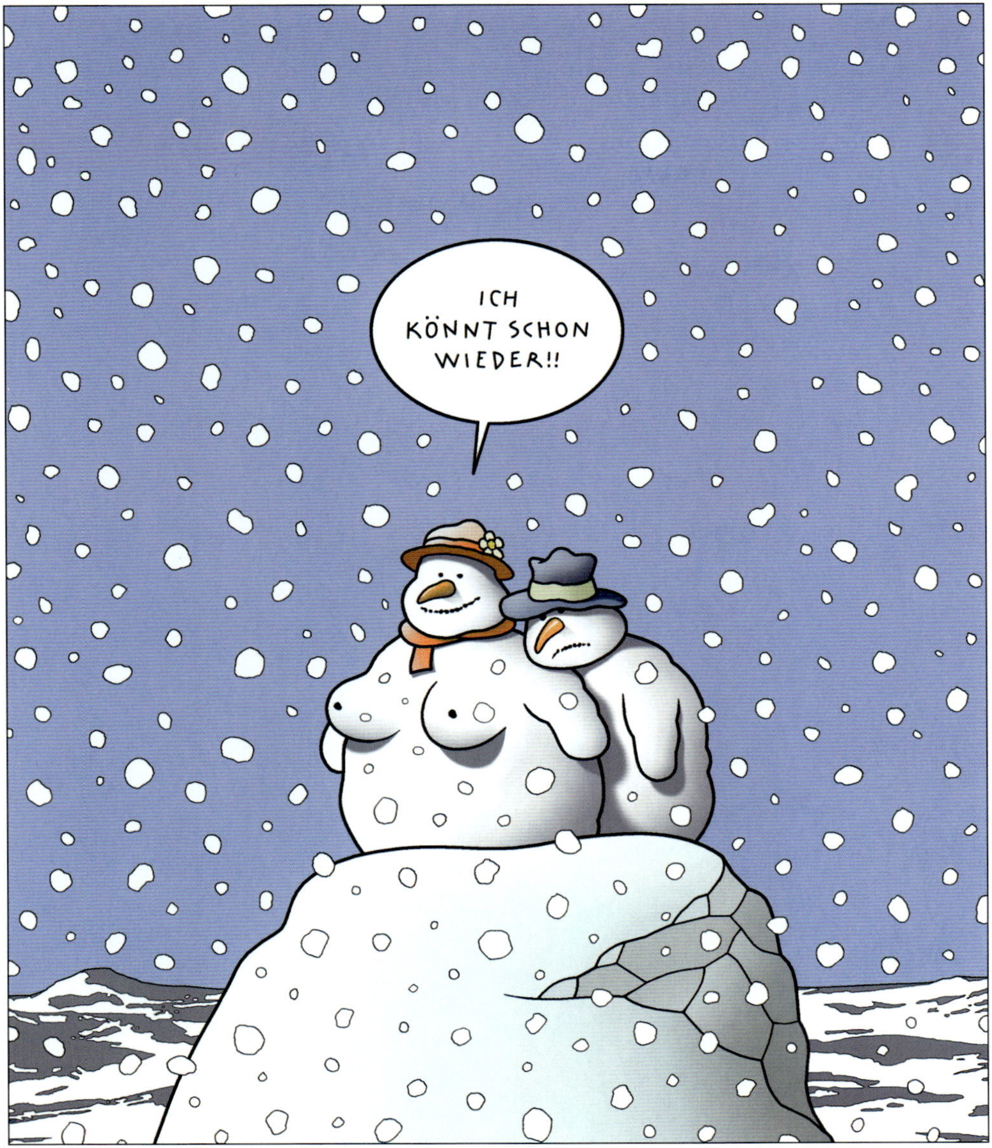
ICH KÖNNT SCHON WIEDER!!

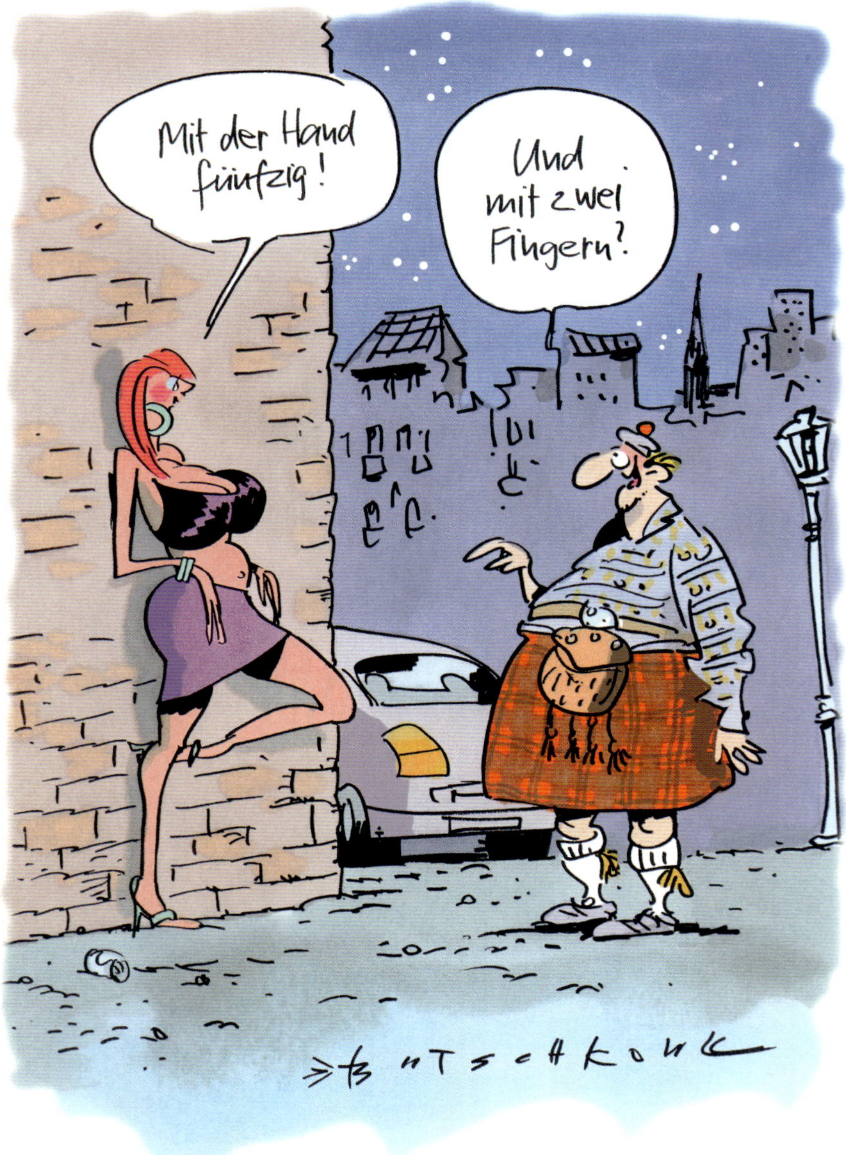
Mit der Hand fünfzig!
Und mit zwei Fingern?
BUTSCHKOW

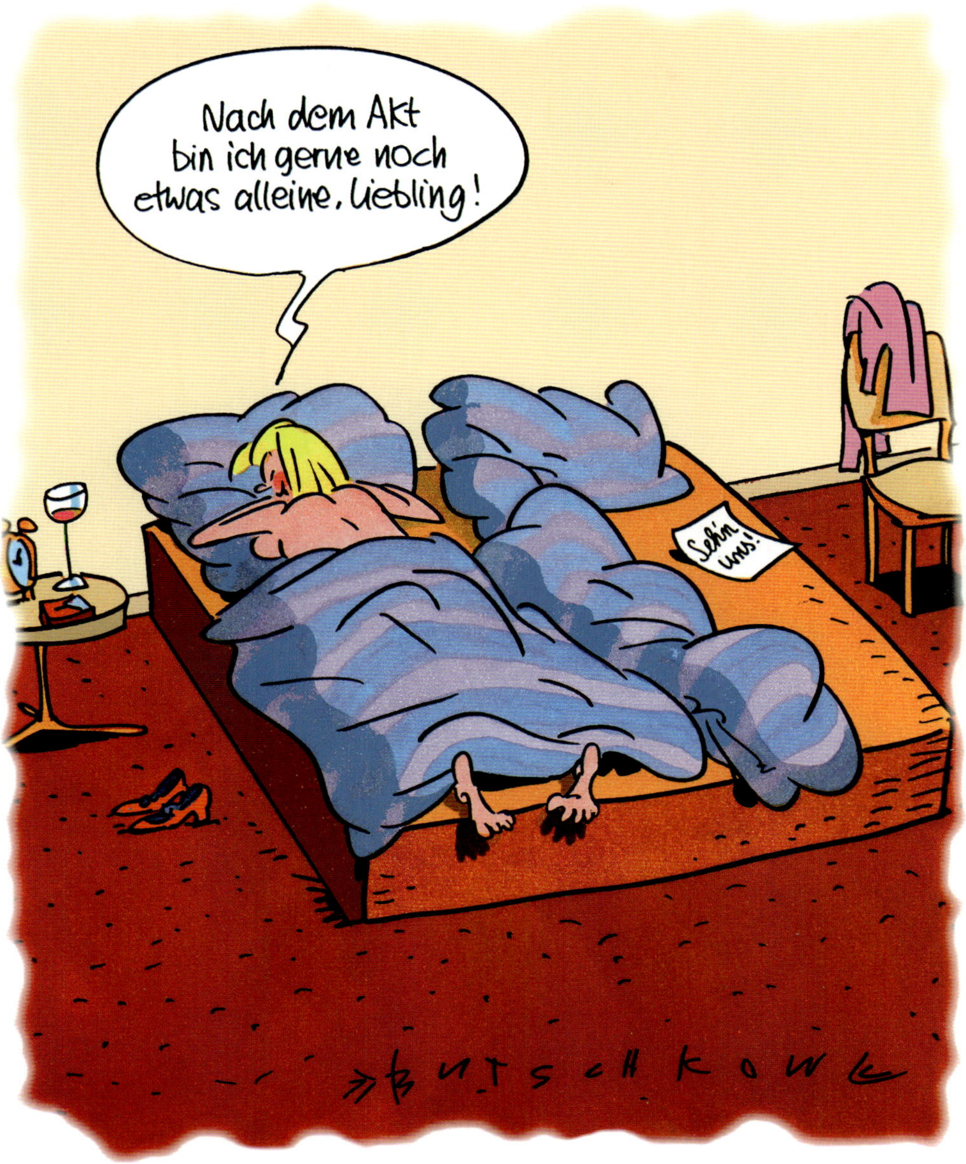
Nach dem Akt bin ich gerne noch etwas alleine, Liebling!
Sehn uns!
BUTSCHKOW

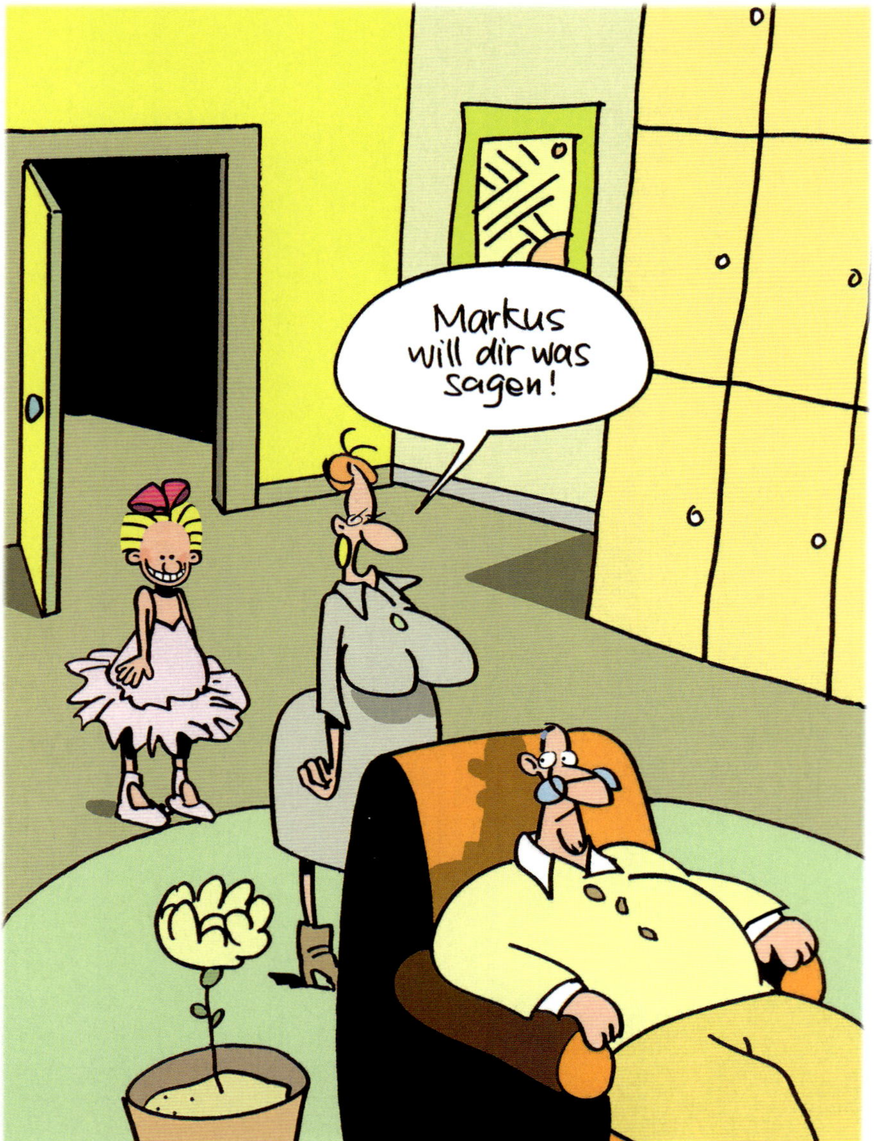
Markus will dir was sagen!

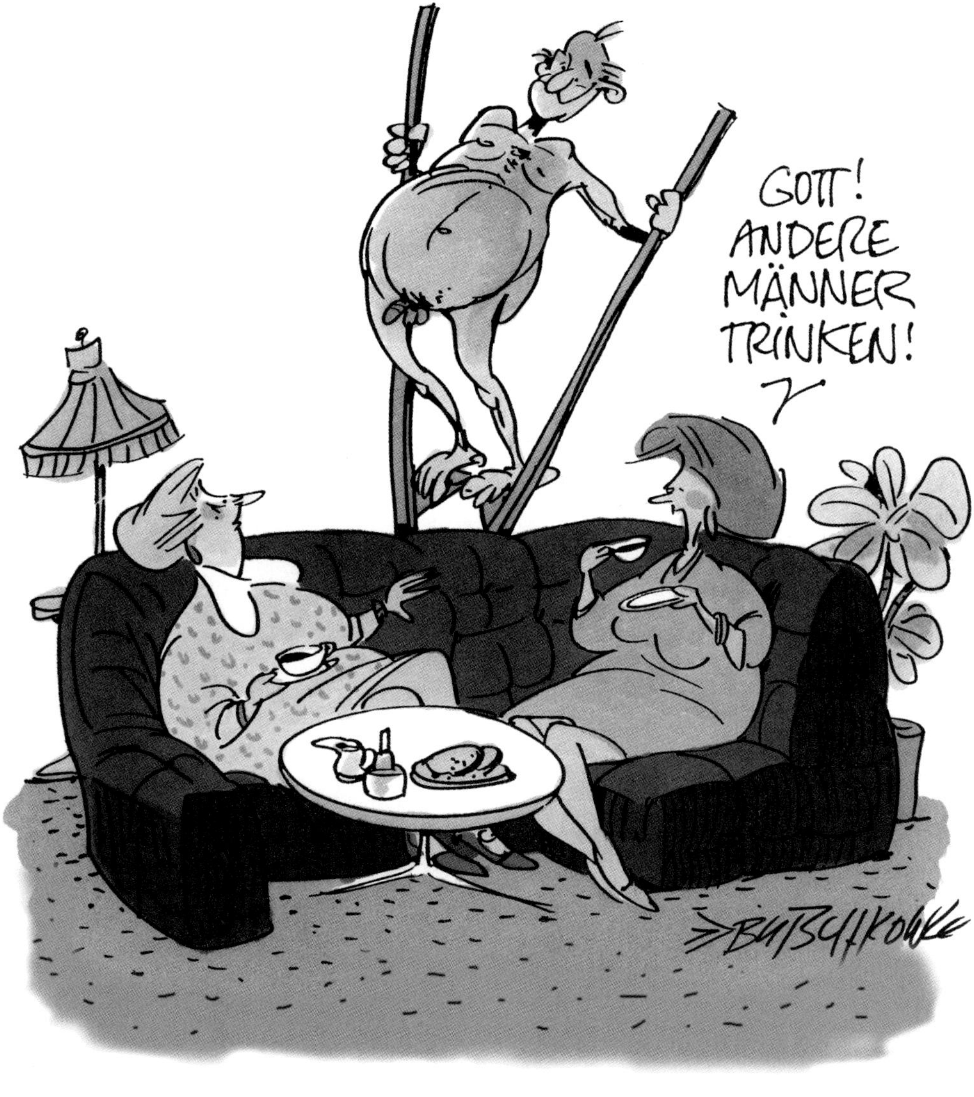
GOTT! ANDERE MÄNNER TRINKEN!
BUTSCHKOW

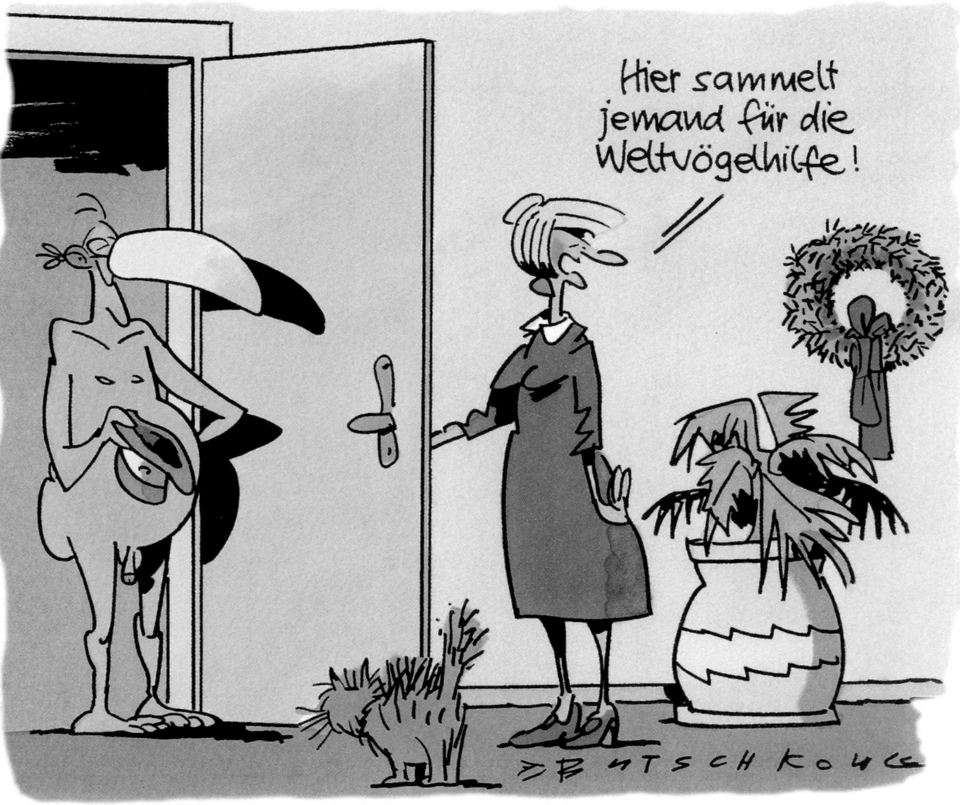
Hier sammelt
jemand für die
Weltvögelhilfe!
BUTSCHKOW

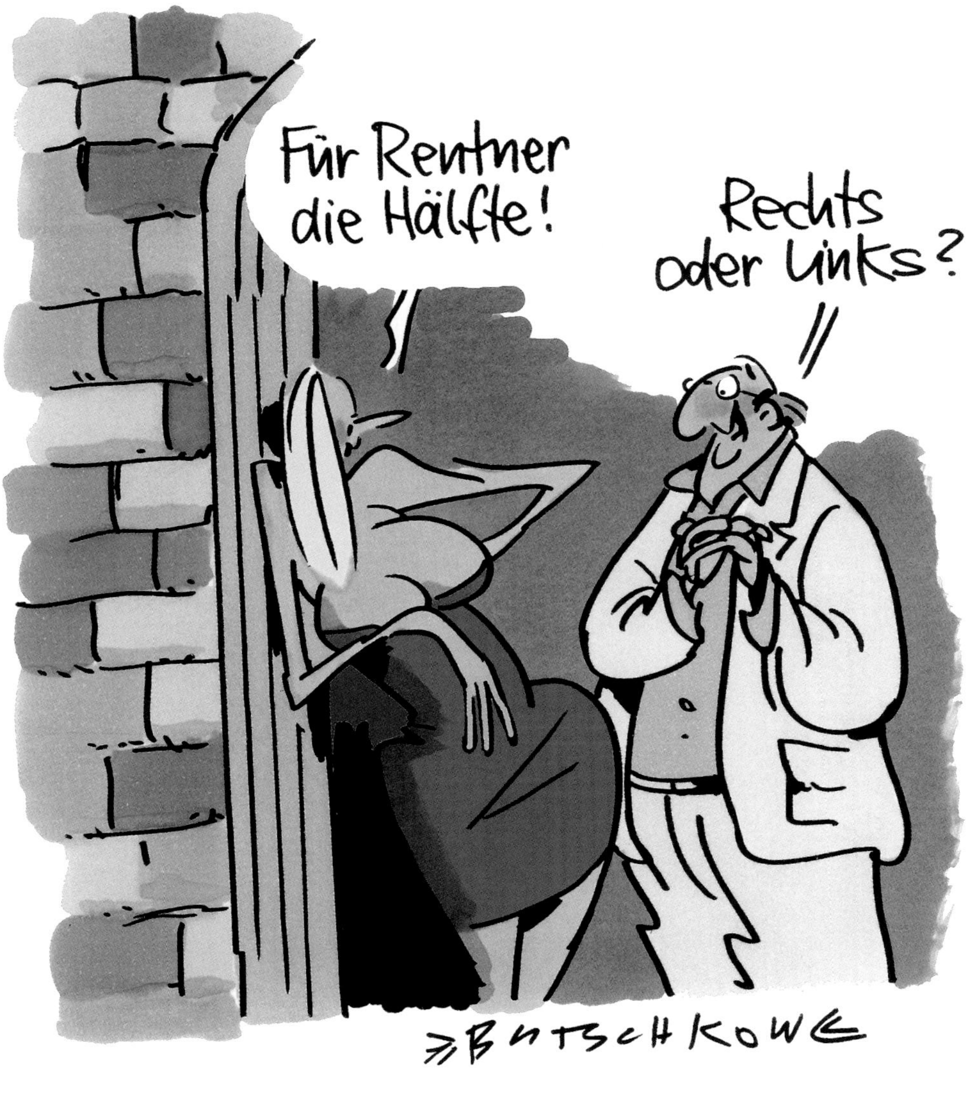
Für Rentner die Hälfte!
Rechts oder Links?
BUTSCHKOW

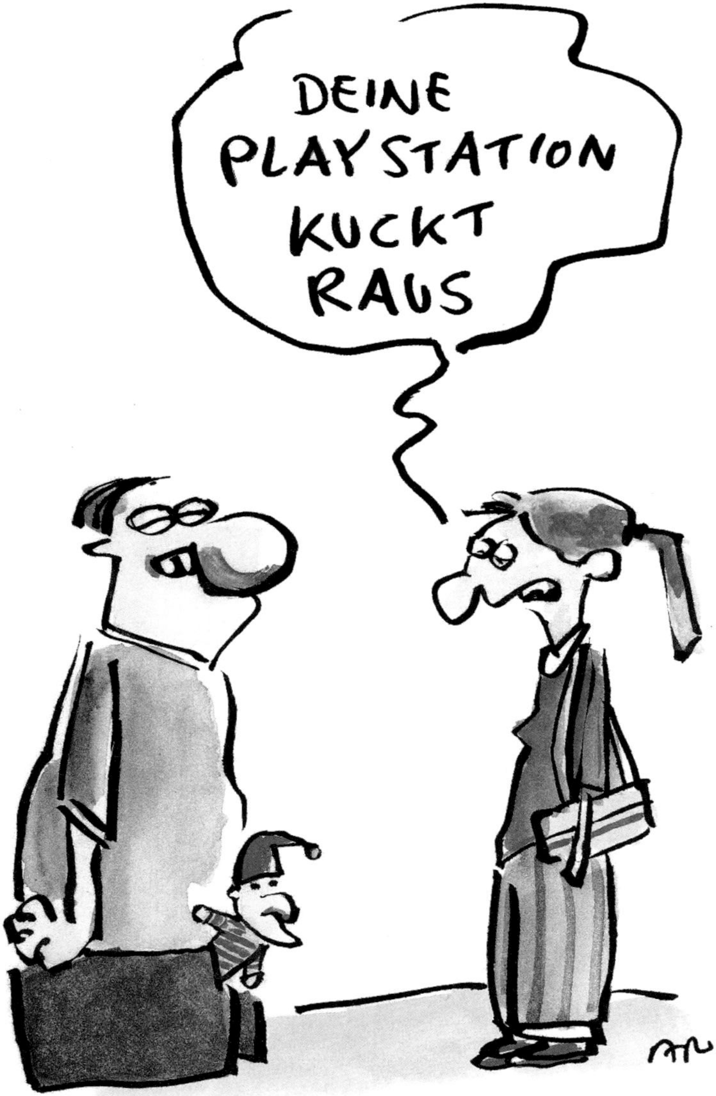
DEINE PLAYSTATION KUCKT RAUS

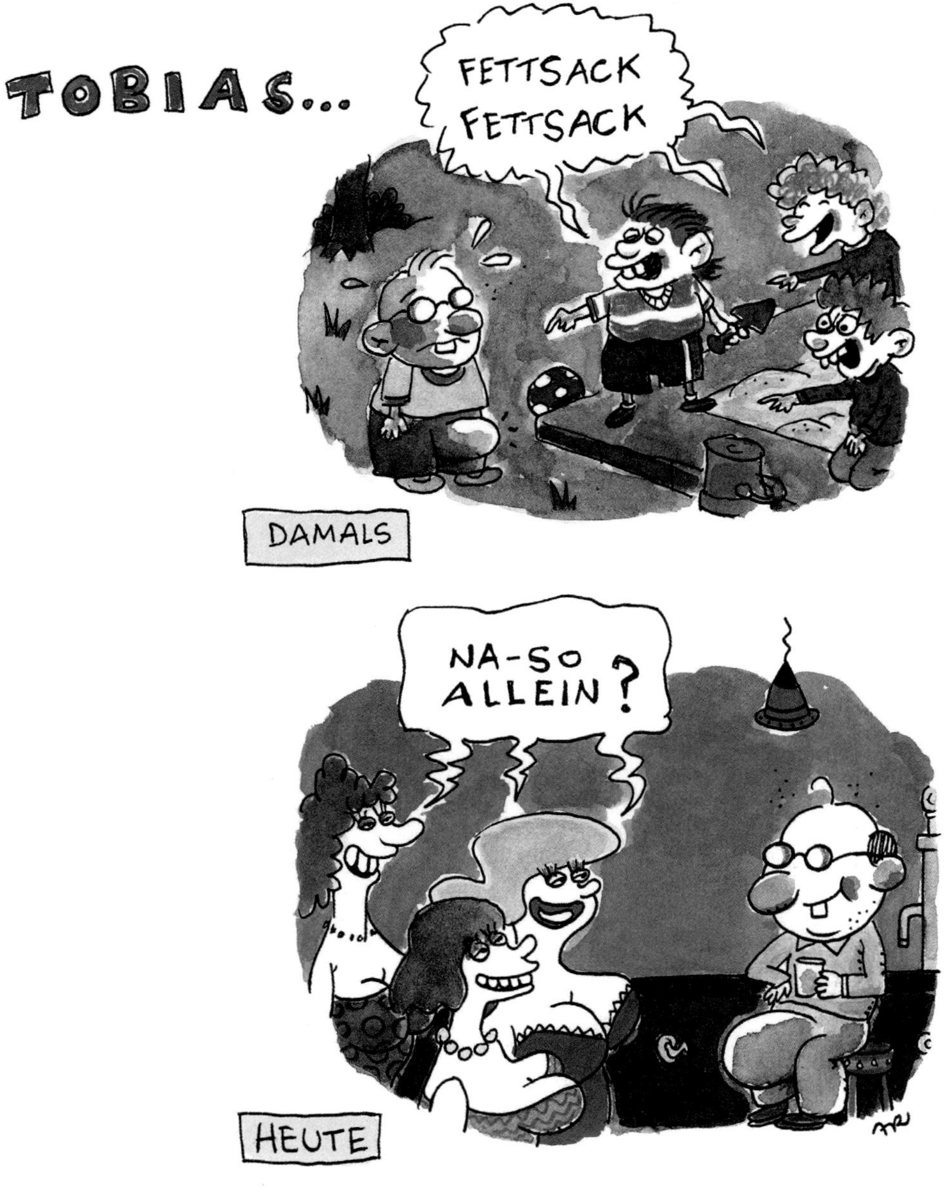
TOBIAS...
FETTSACK FETTSACK
DAMALS
NA-SO ALLEIN?
HEUTE

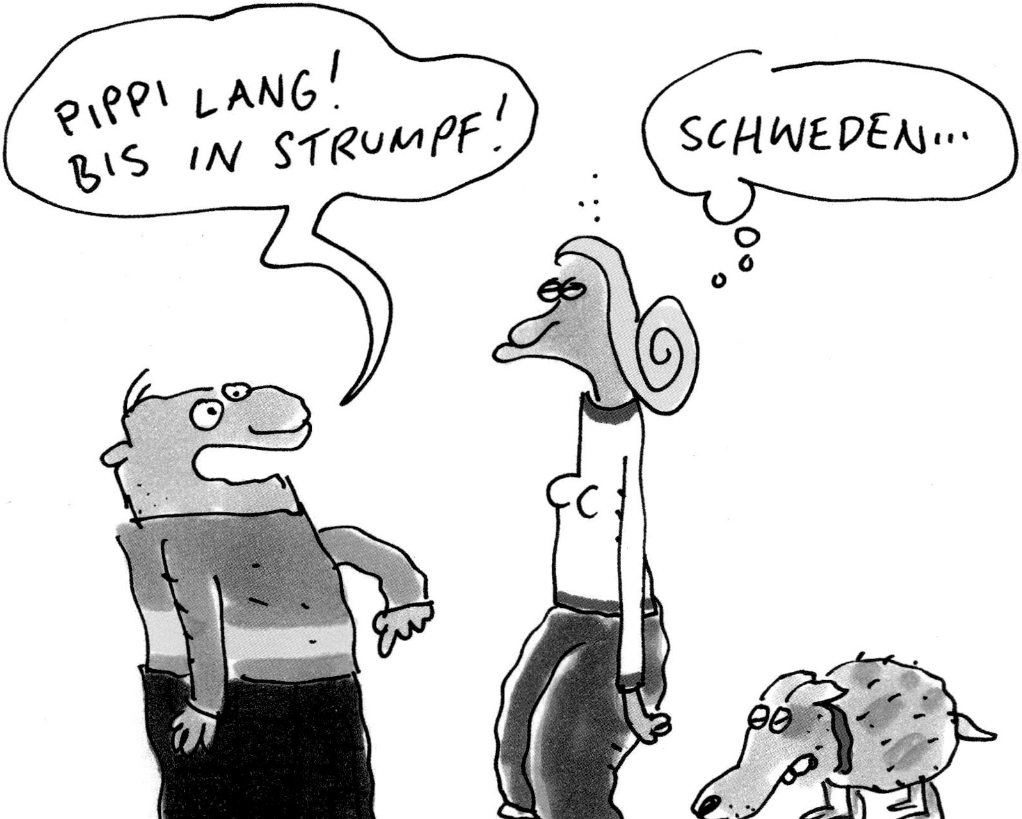
PIPPI LANG! BIS IN STRUMPF!
SCHWEDEN...

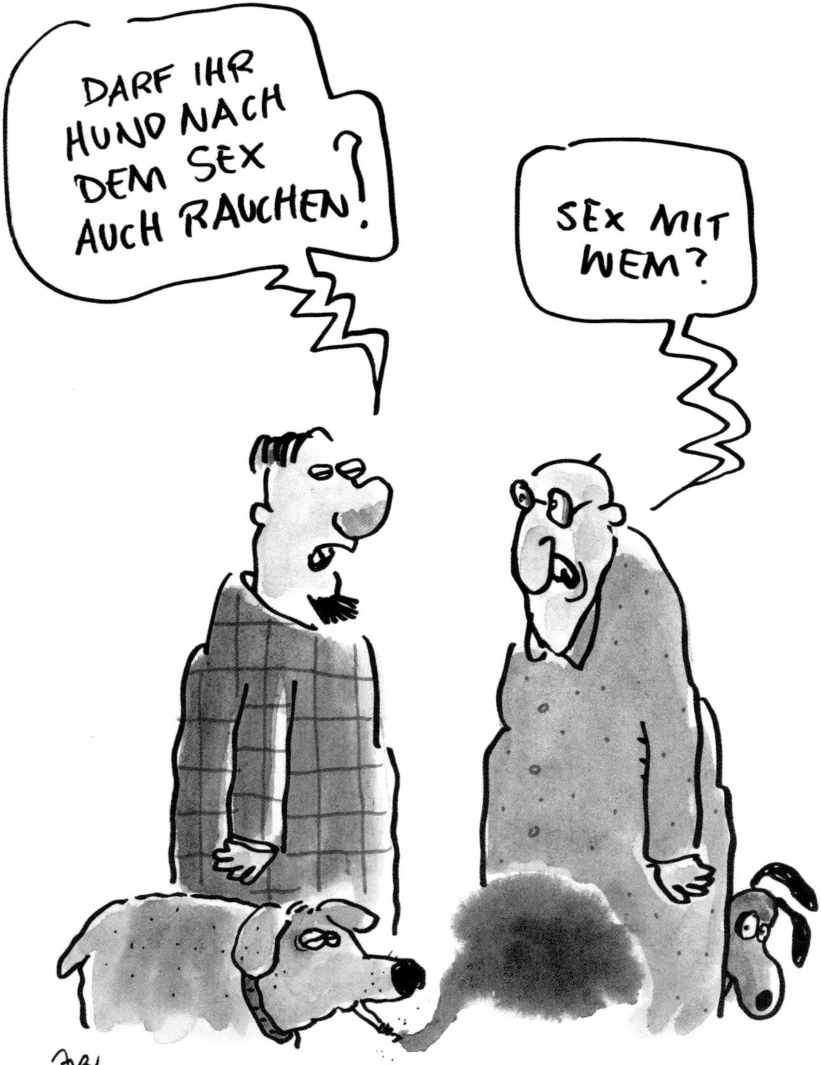
DARF IHR HUND NACH DEM SEX AUCH RAUCHEN?
SEX MIT WEM?

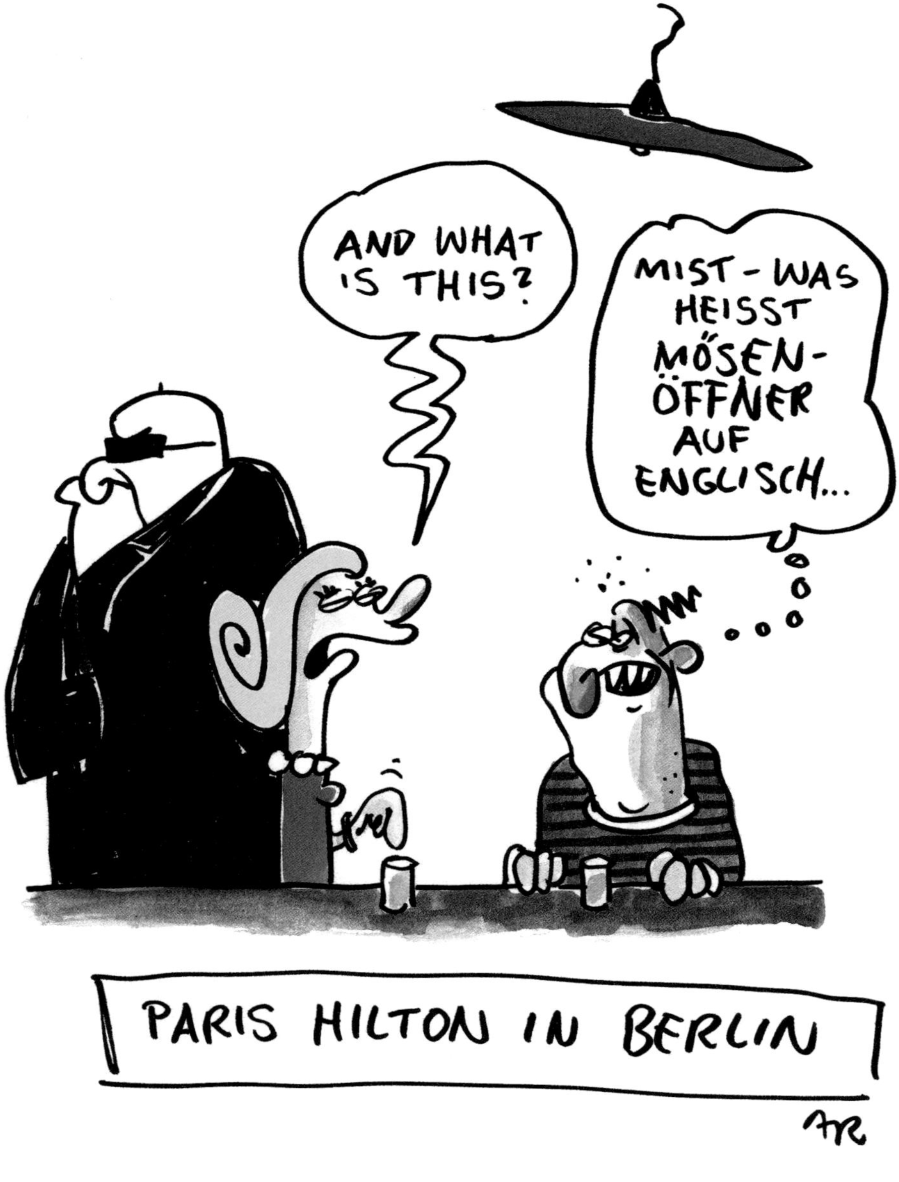
AND WHAT IS THIS?
MIST - WAS HEISST MÖSEN-ÖFFNER AUF ENGLISCH...
PARIS HILTON IN BERLIN
AR

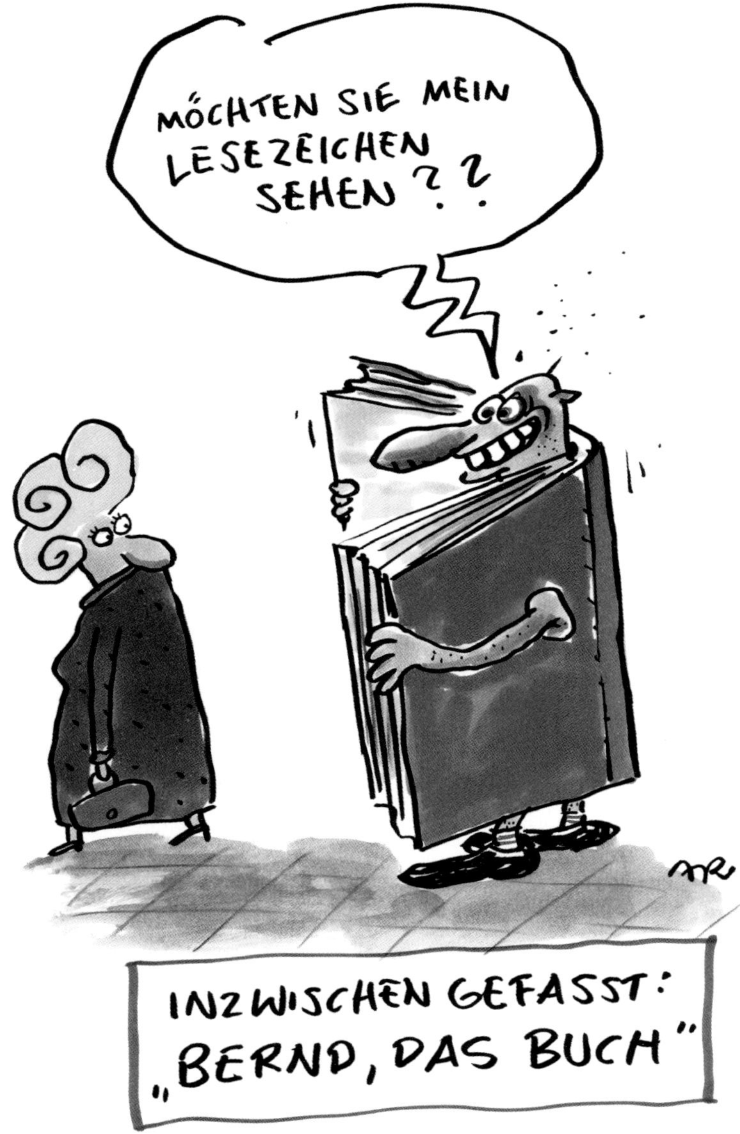
MÖCHTEN SIE MEIN LESEZEICHEN SEHEN ??
INZWISCHEN GEFASST:
„BERND, DAS BUCH"

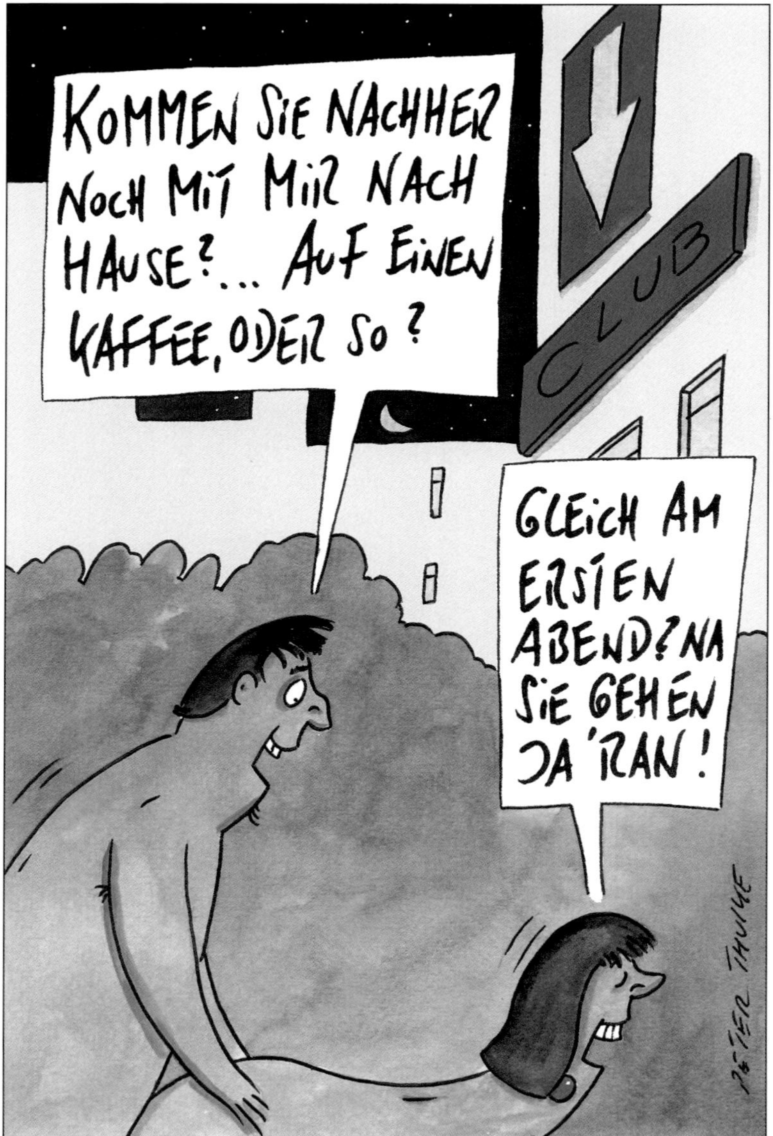
KOMMEN SIE NACHHER NOCH MIT MIR NACH HAUSE?... AUF EINEN KAFFEE, ODER SO?
CLUB
GLEICH AM ERSTEN ABEND? NA SIE GEHEN JA 'RAN!
PETER THULKE

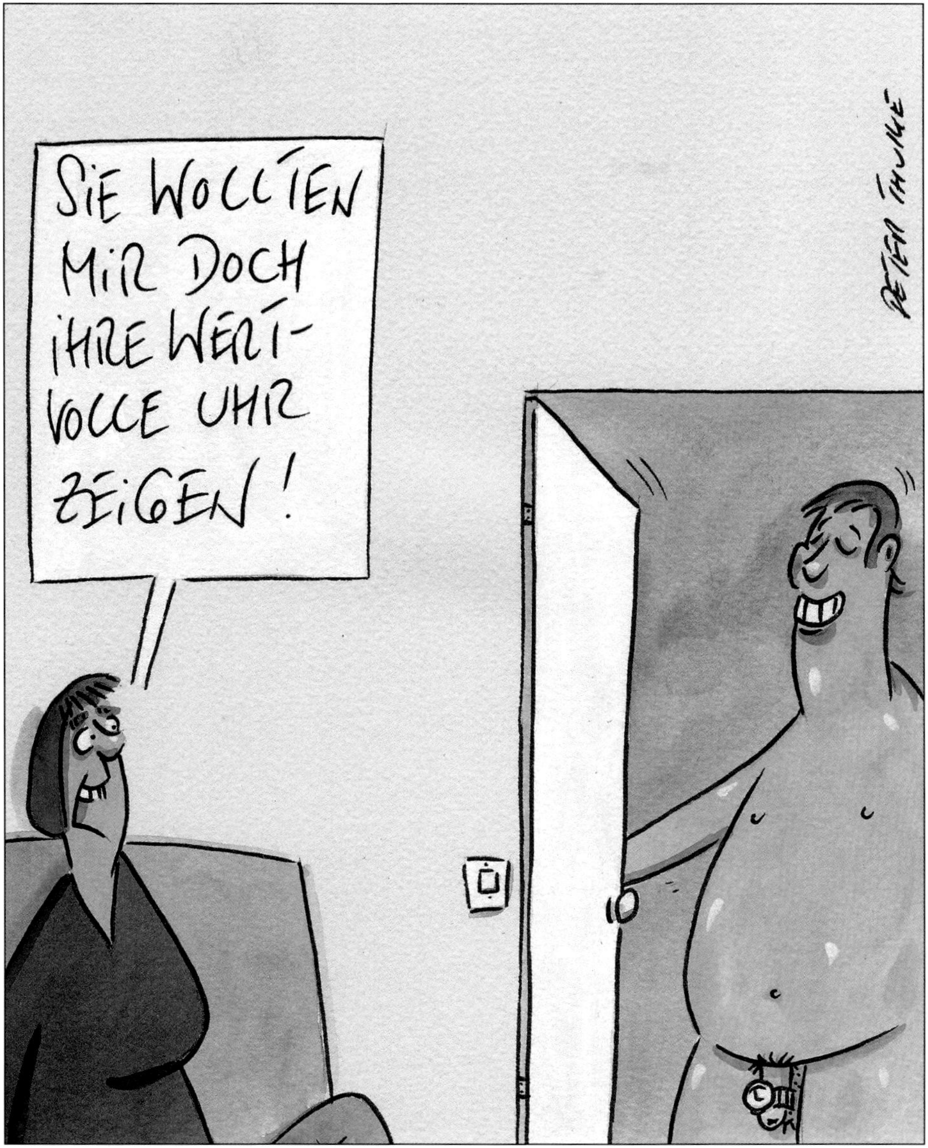
SIE WOLLTEN MIR DOCH IHRE WERTVOLLE UHR ZEIGEN!
PETER THULKE

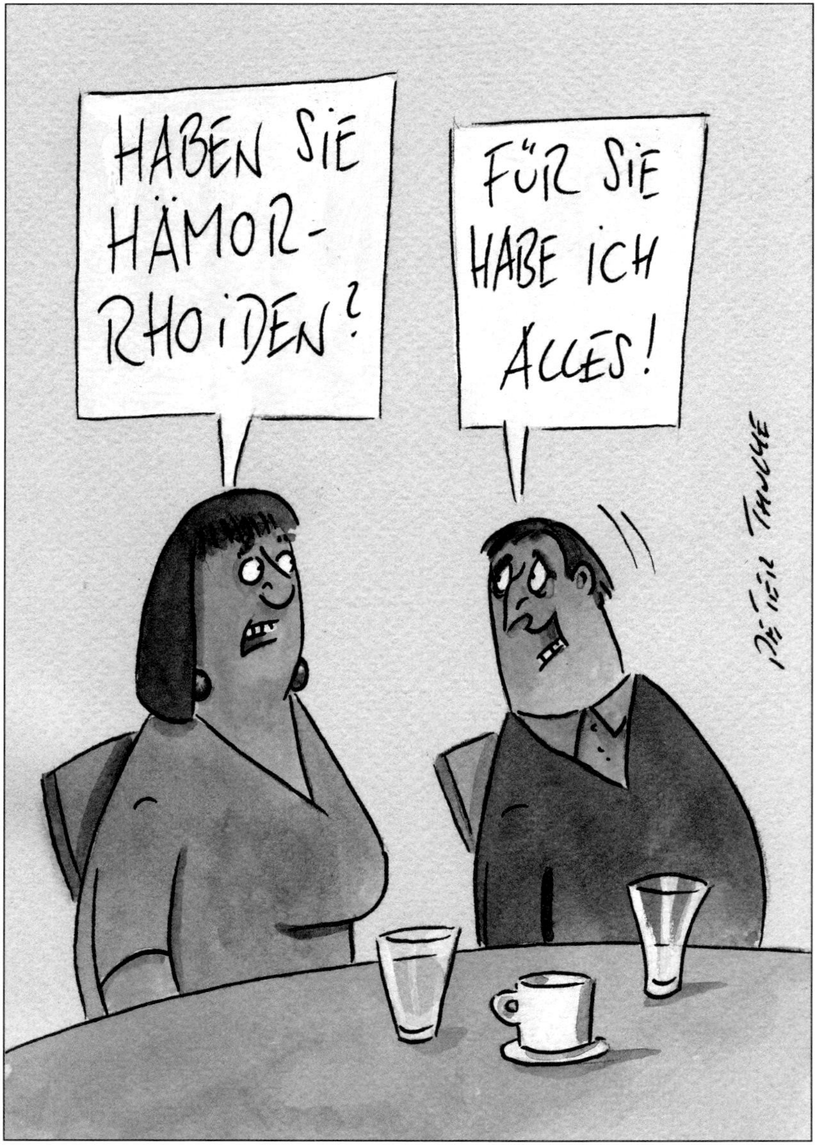
HABEN SIE HÄMORRHOIDEN?
FÜR SIE HABE ICH ALLES!
PETER THULKE

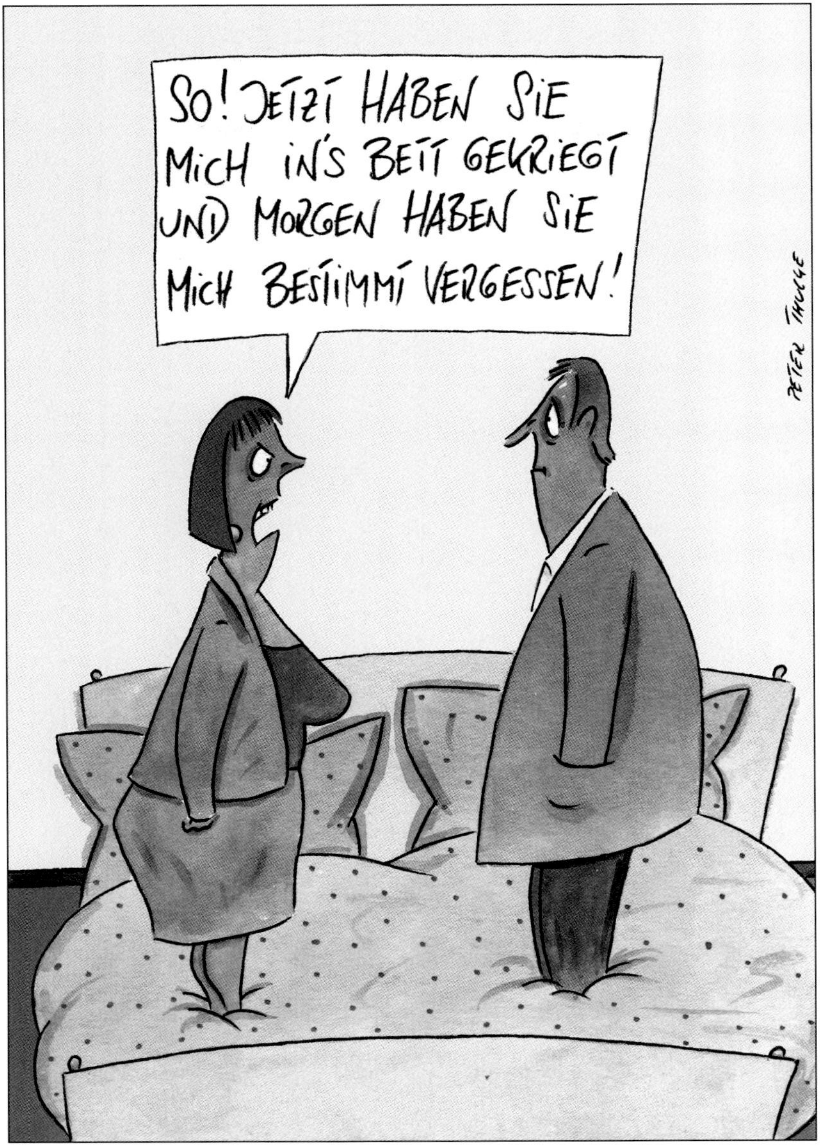
SO! JETZT HABEN SIE MICH IN'S BETT GEKRIEGT UND MORGEN HABEN SIE MICH BESTIMMT VERGESSEN!
PETER THULKE

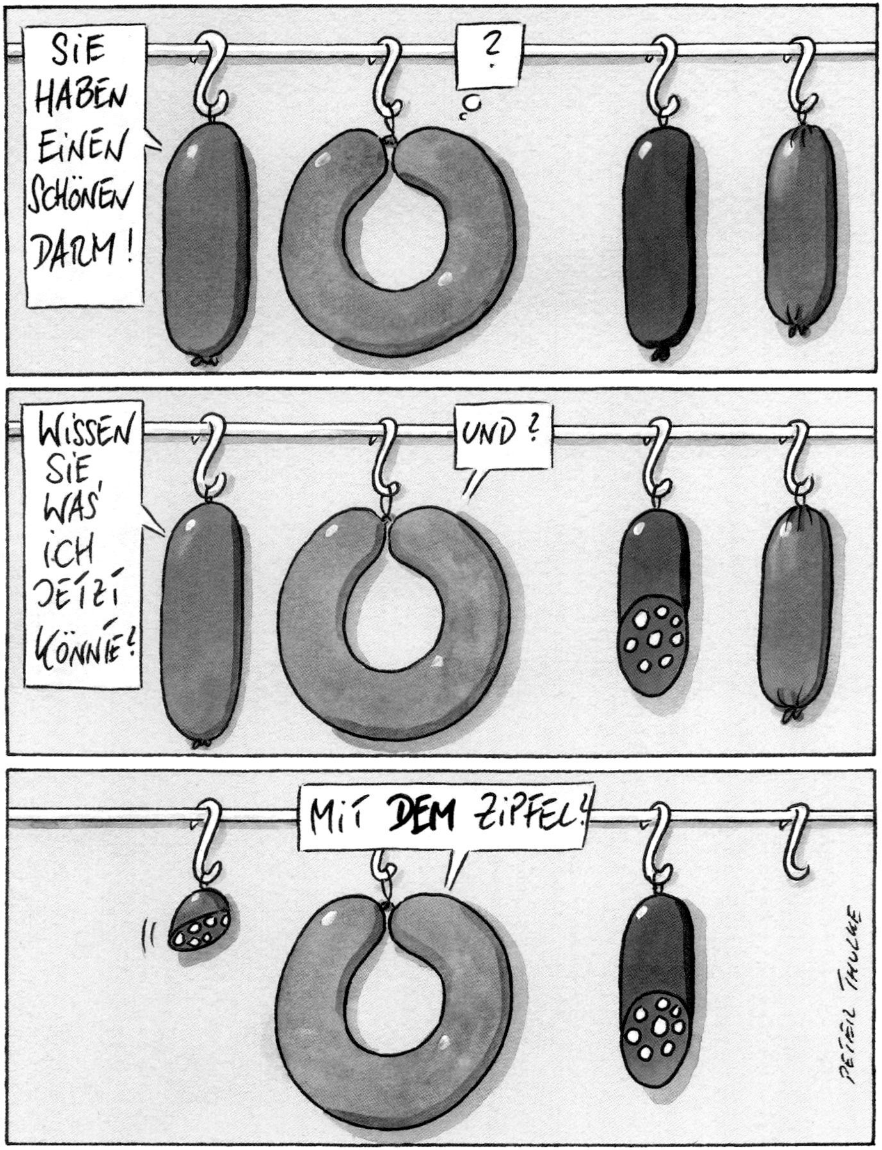
SIE HABEN EINEN SCHÖNEN DARM!
?
WISSEN SIE WAS ICH JETZT KÖNNTE?
UND?
MIT DEM ZIPFEL!
PETER THULKE

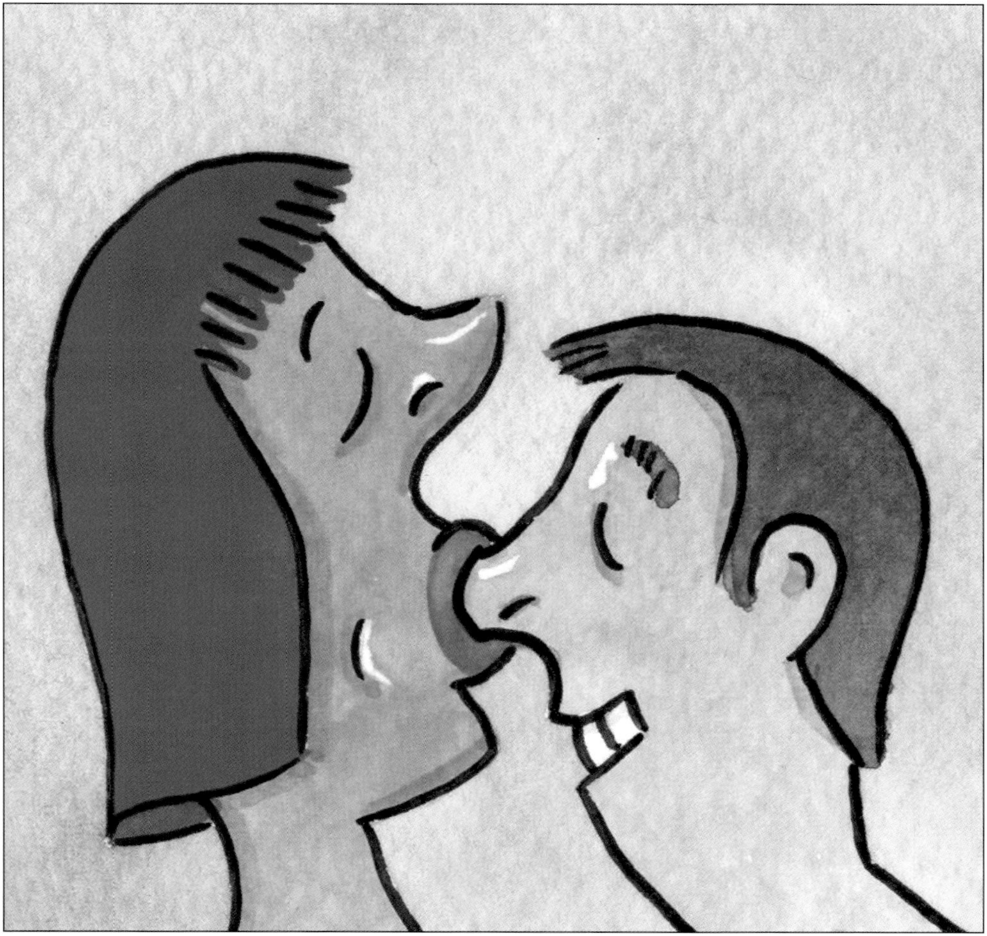

GiB AiDS KEiNE CHANCE

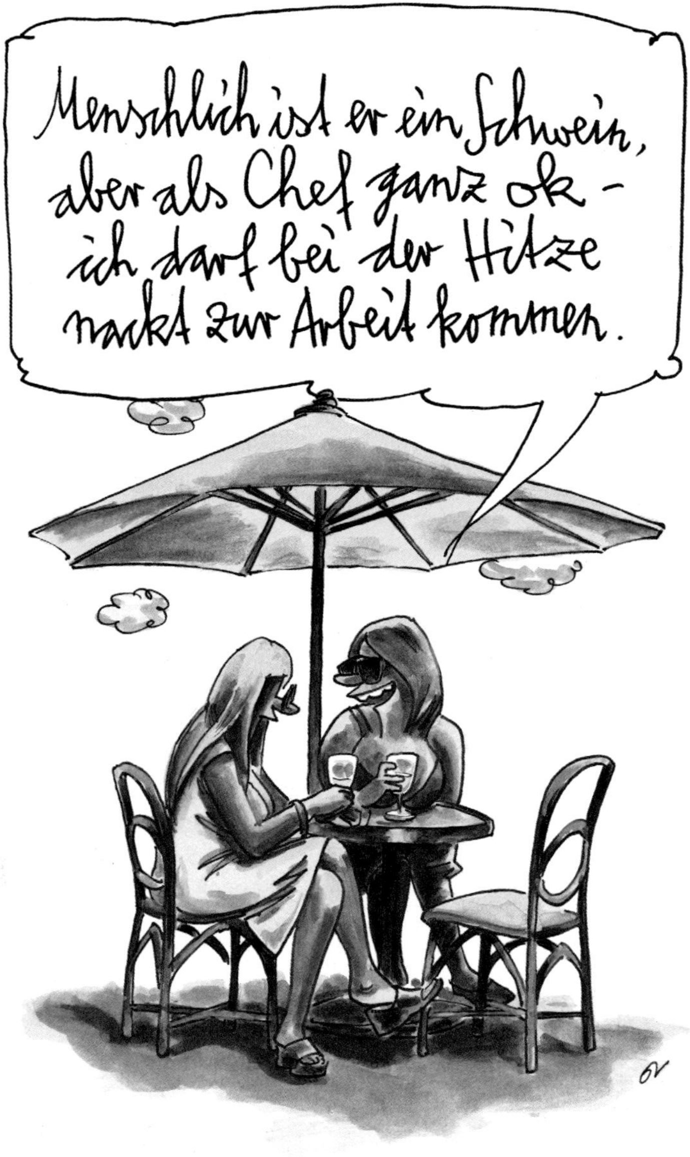
Menschlich ist er ein Schwein, aber als Chef ganz ok – ich darf bei der Hitze nackt zur Arbeit kommen.

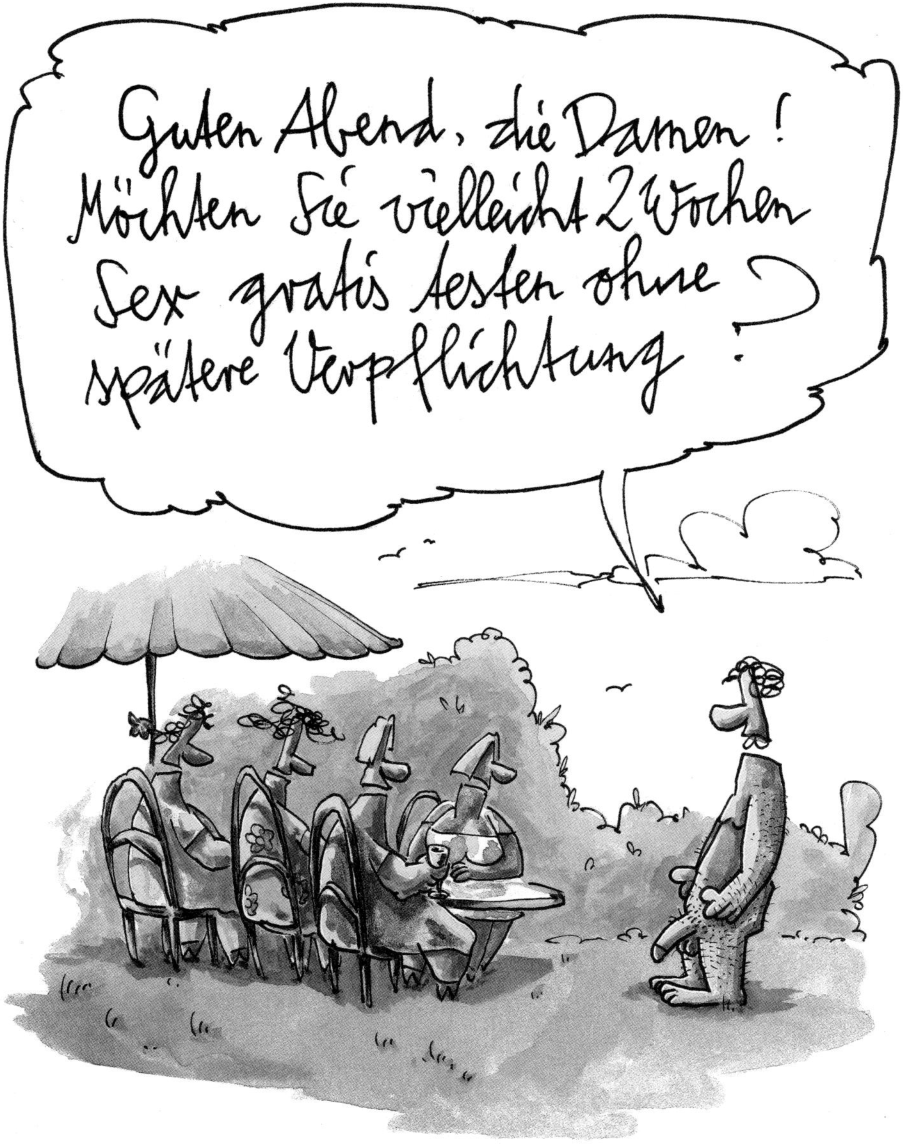
Guten Abend, die Damen! Möchten Sie vielleicht 2 Wochen Sex gratis testen ohne spätere Verpflichtung?

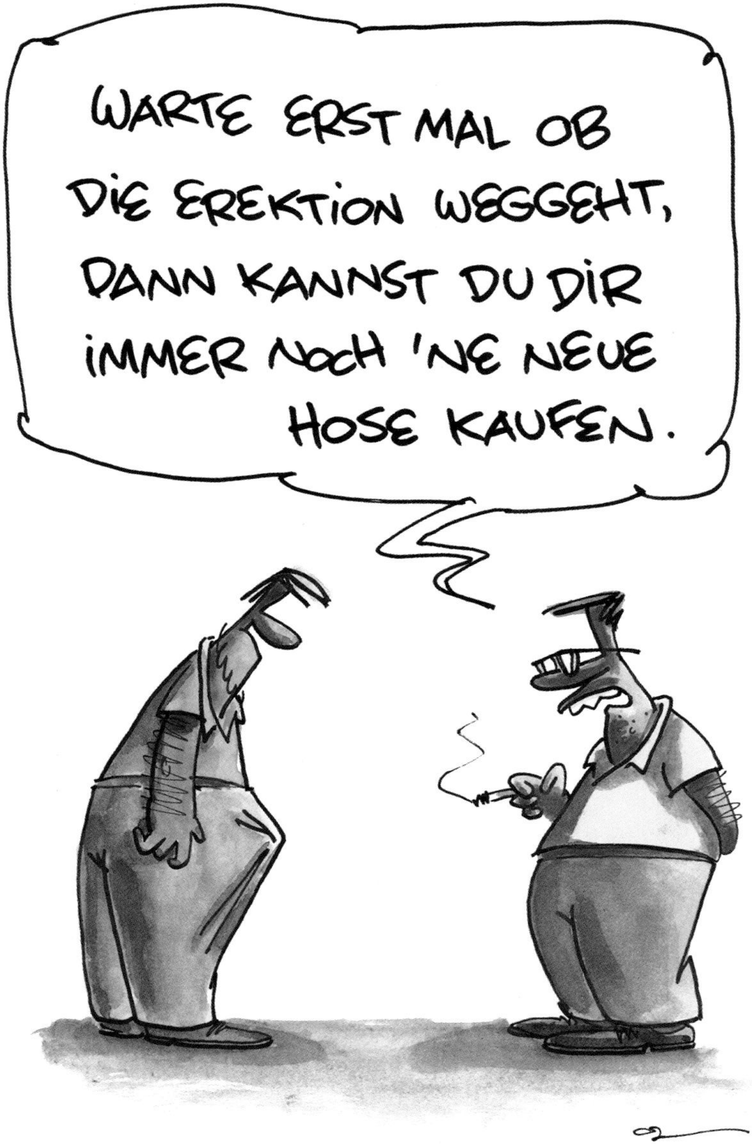
WARTE ERST MAL OB DIE EREKTION WEGGEHT, DANN KANNST DU DIR IMMER NOCH 'NE NEUE HOSE KAUFEN.

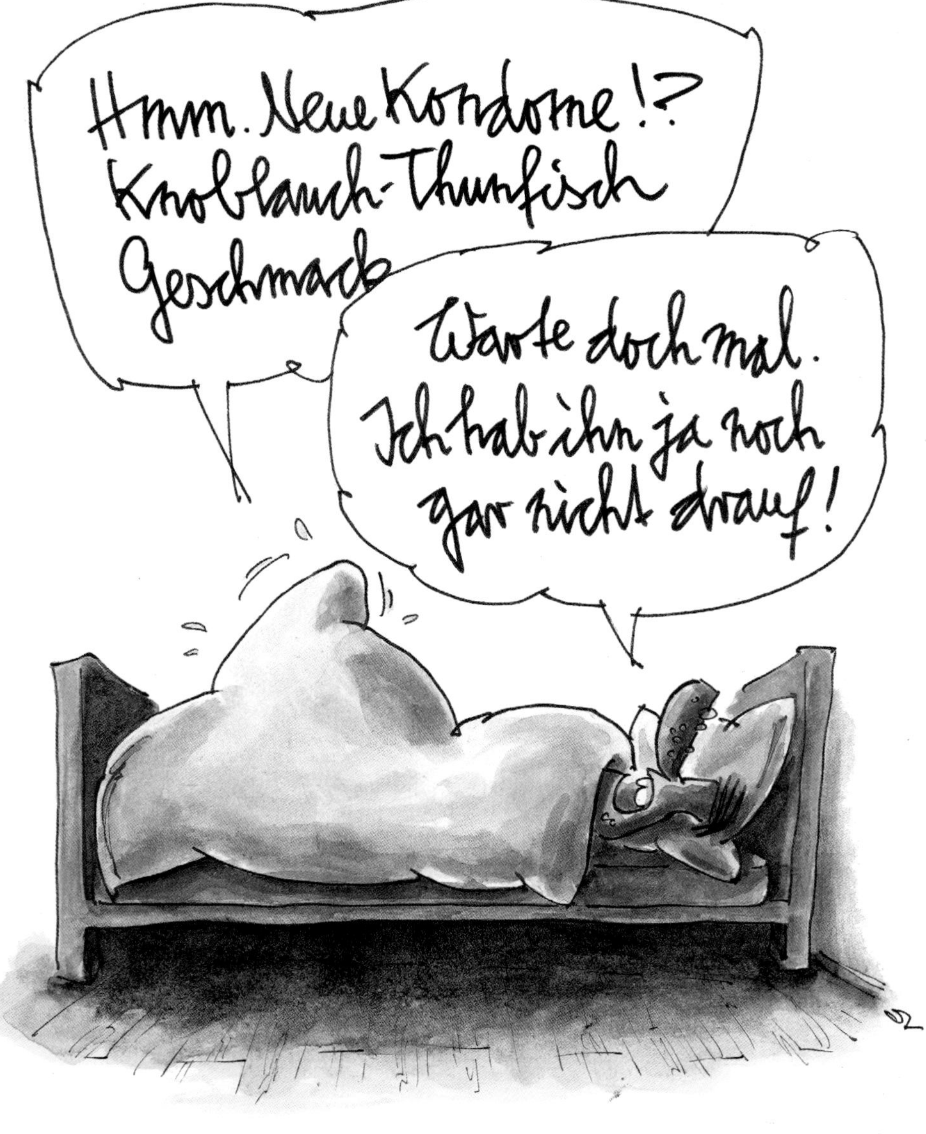
Hmm. Neue Kondome!? Knoblauch-Thunfisch Geschmack
Warte doch mal. Ich hab ihn ja noch gar nicht drauf!

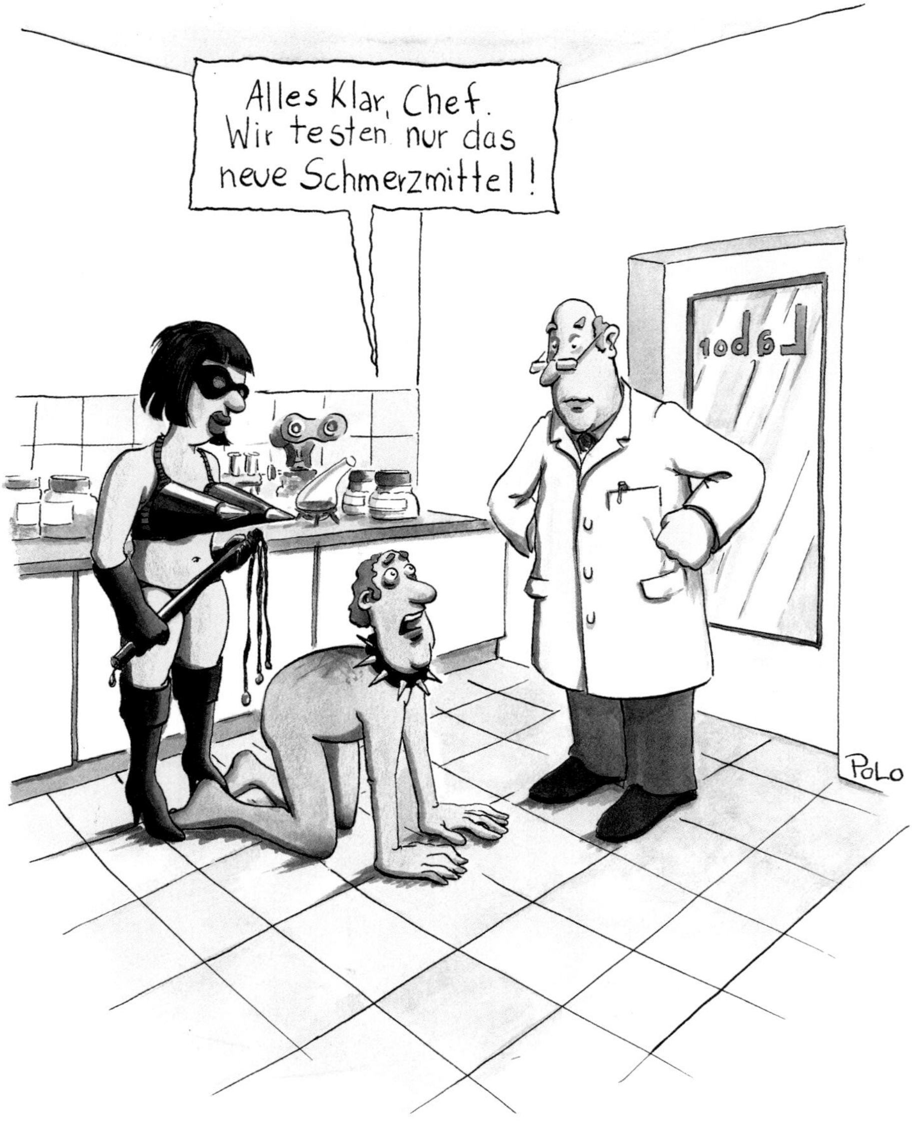
Alles Klar, Chef. Wir testen nur das neue Schmerzmittel!
POLO

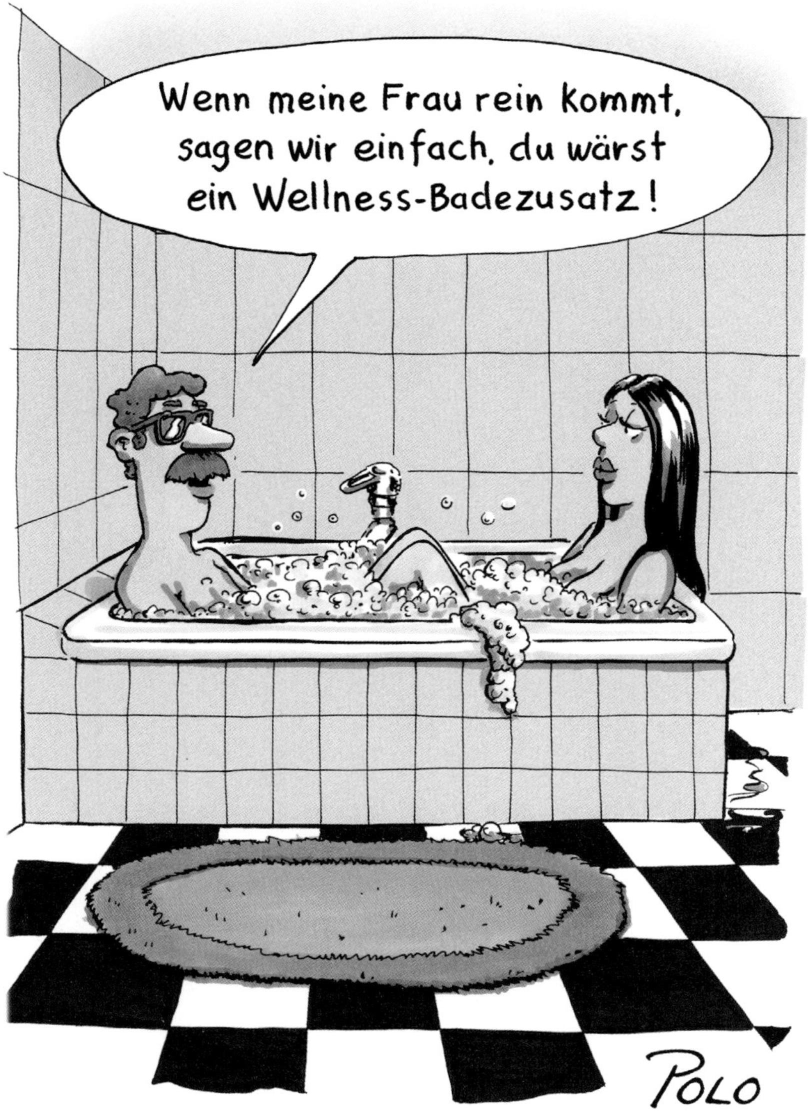
Wenn meine Frau rein kommt, sagen wir einfach, du wärst ein Wellness-Badezusatz!
POLO

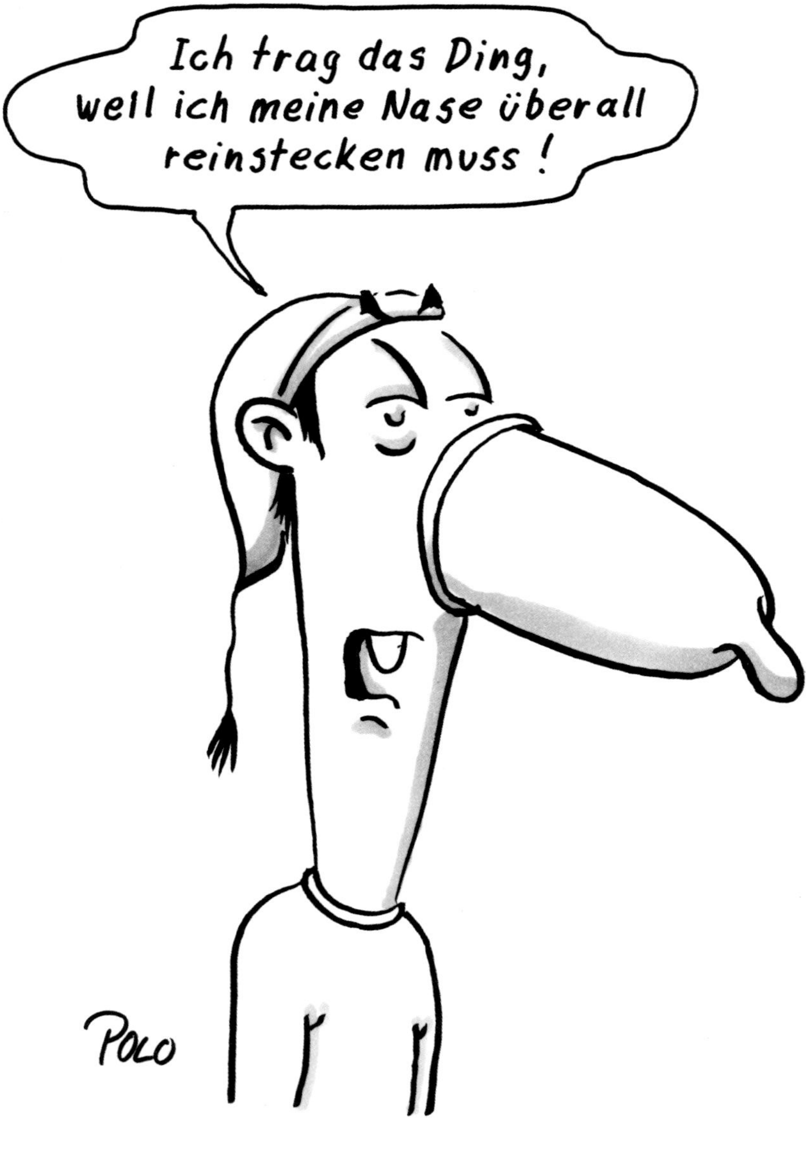
Ich trag das Ding, weil ich meine Nase überall reinstecken muss!
POLO

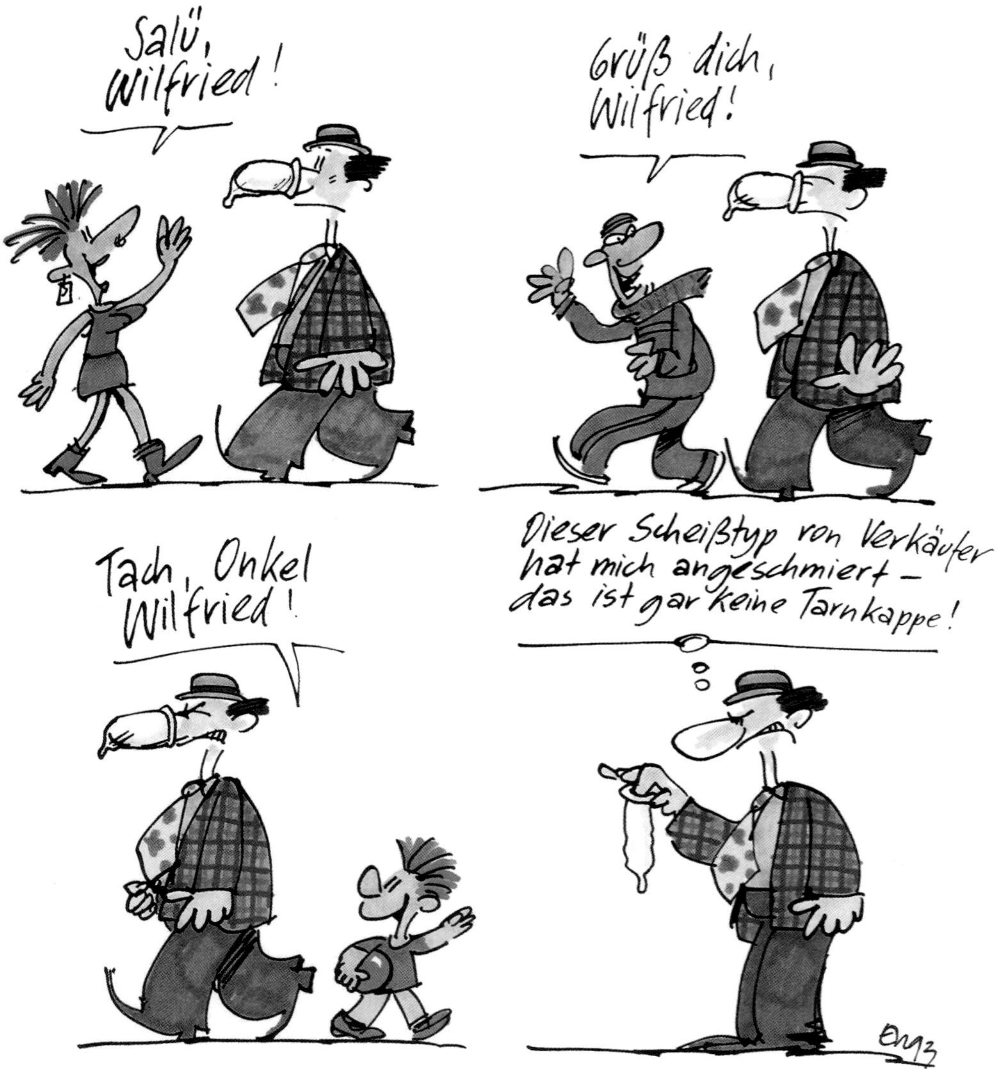
Salü, Wilfried!
Grüß dich, Wilfried!
Tach, Onkel Wilfried!
Dieser Scheißtyp von Verkäufer hat mich angeschmiert – das ist gar keine Tarnkappe!

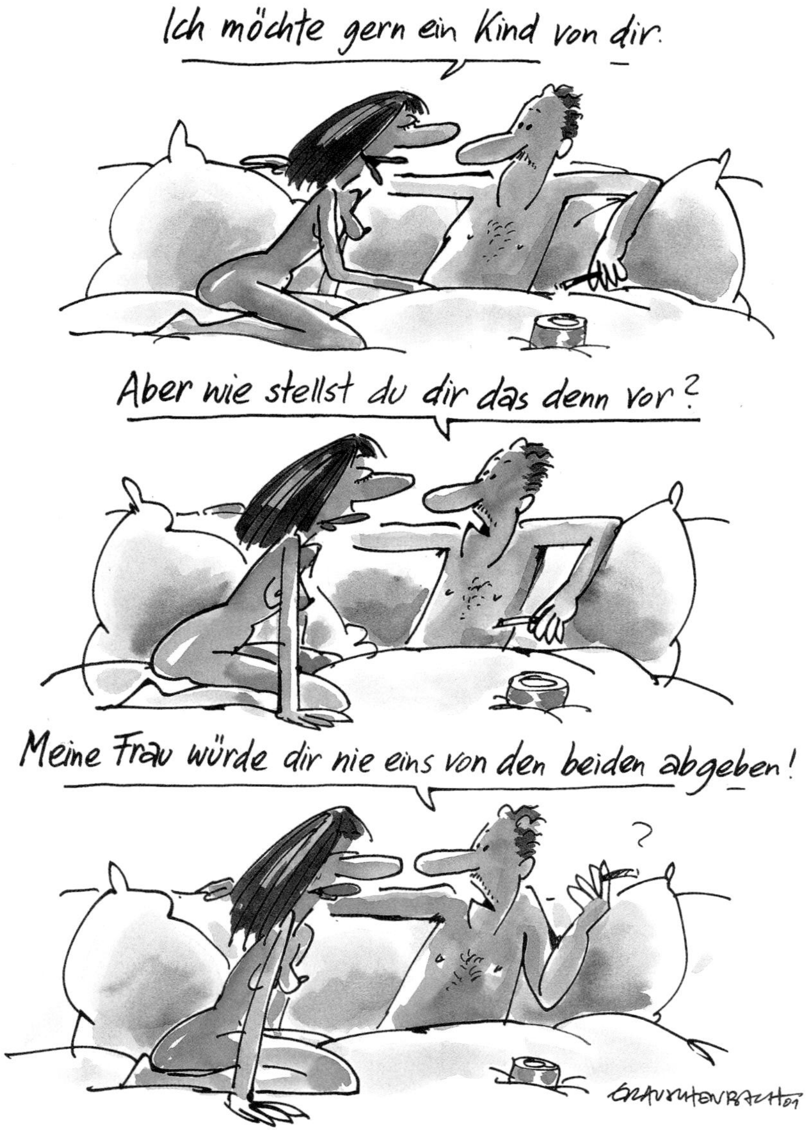
Ich möchte gern ein Kind von dir.
Aber wie stellst du dir das denn vor?
Meine Frau würde dir nie eins von den beiden abgeben!

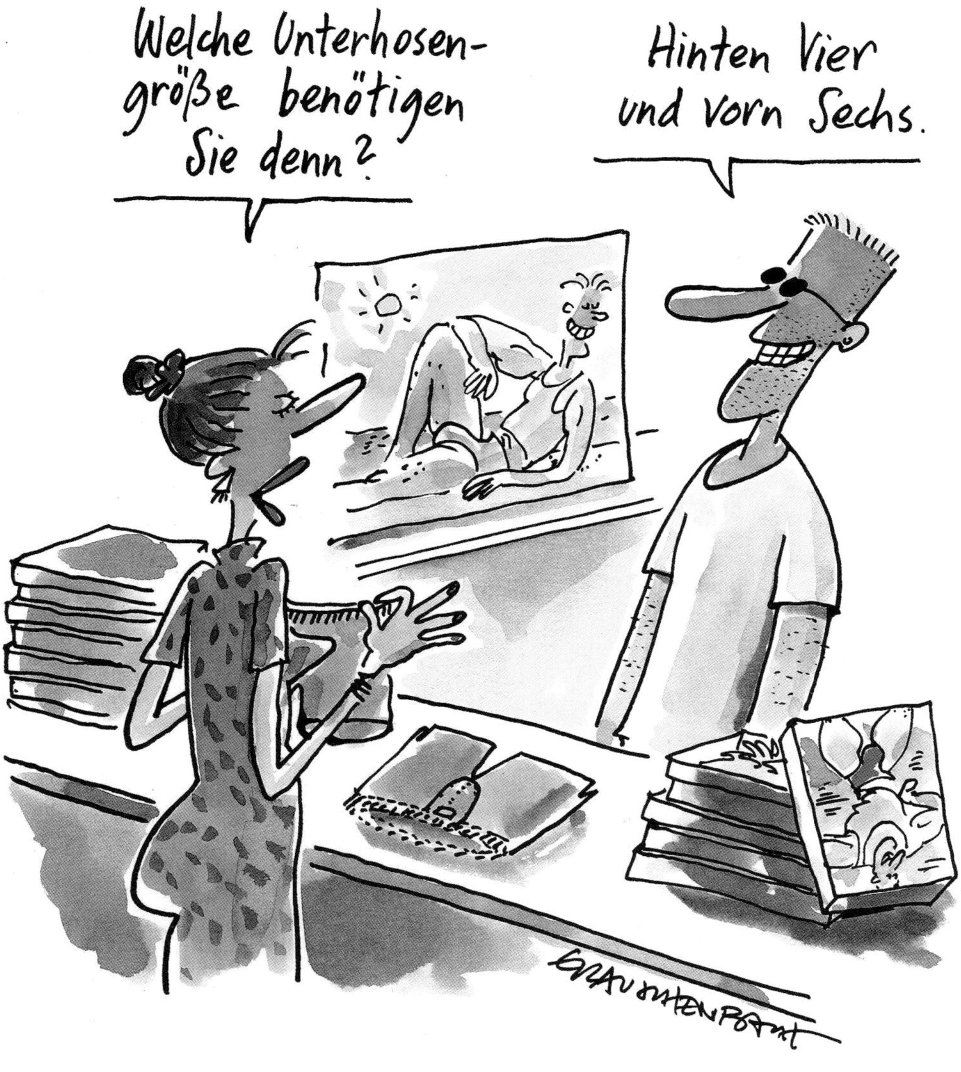
Welche Unterhosengröße benötigen Sie denn?
Hinten Vier und vorn Sechs.

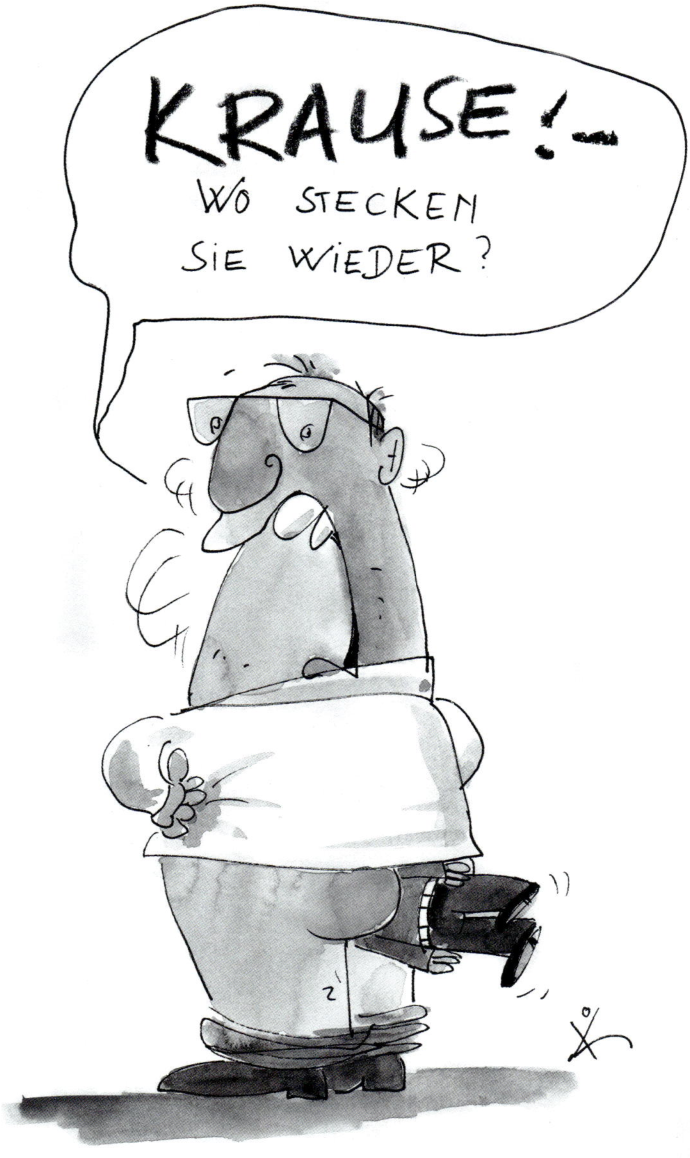
KRAUSE!–
WO STECKEN SIE WIEDER?

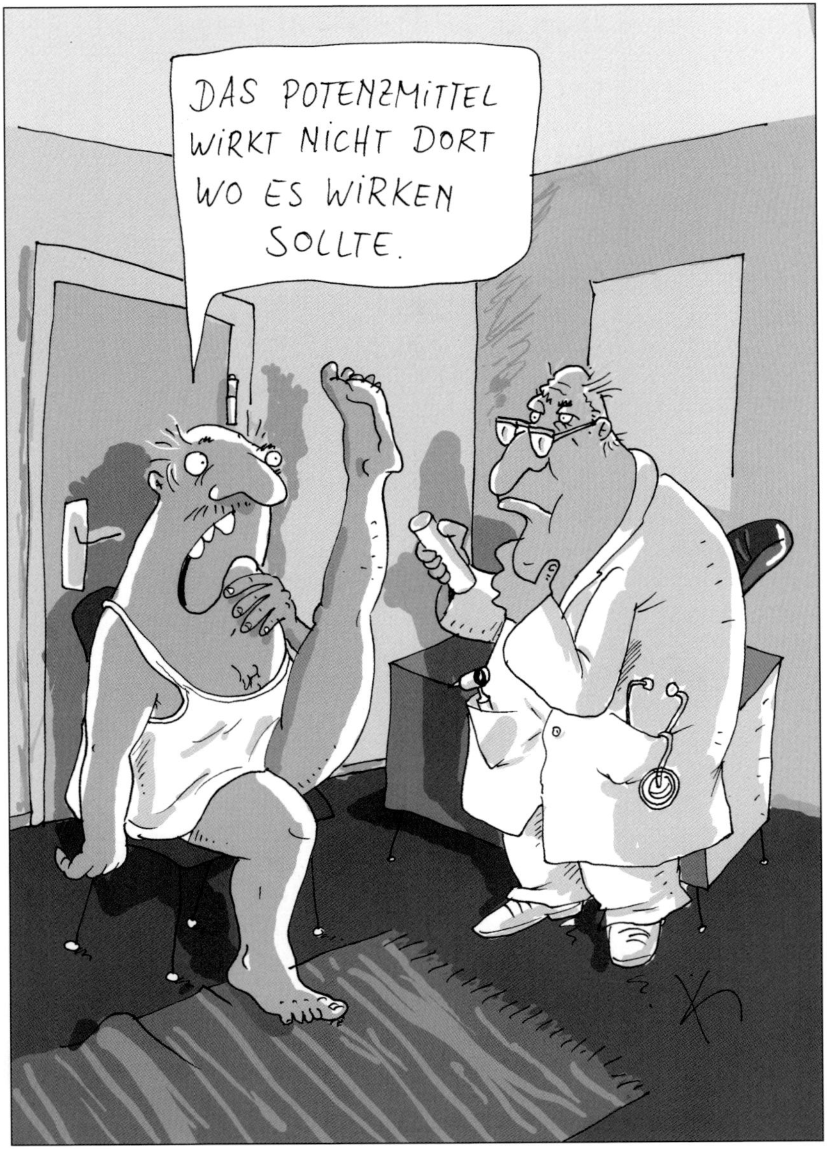
DAS POTENZMITTEL WIRKT NICHT DORT WO ES WIRKEN SOLLTE.

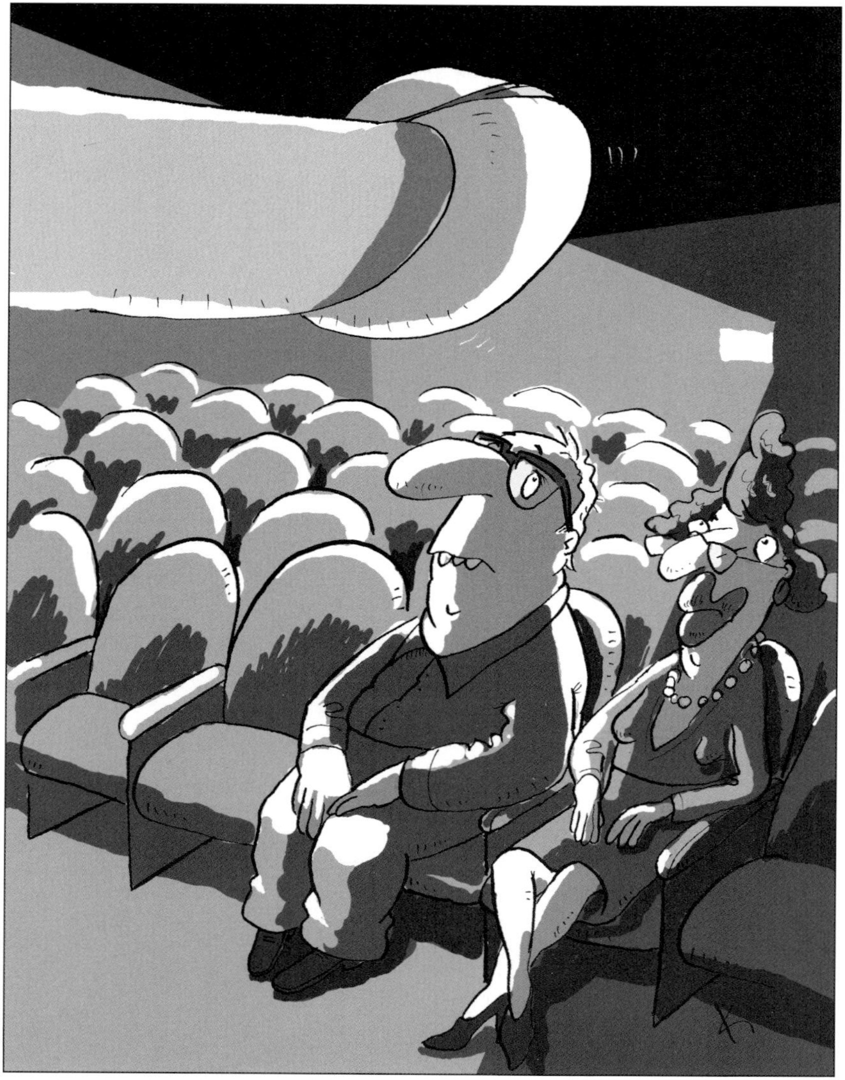

MONI UND GERD IM 3D-PORNO

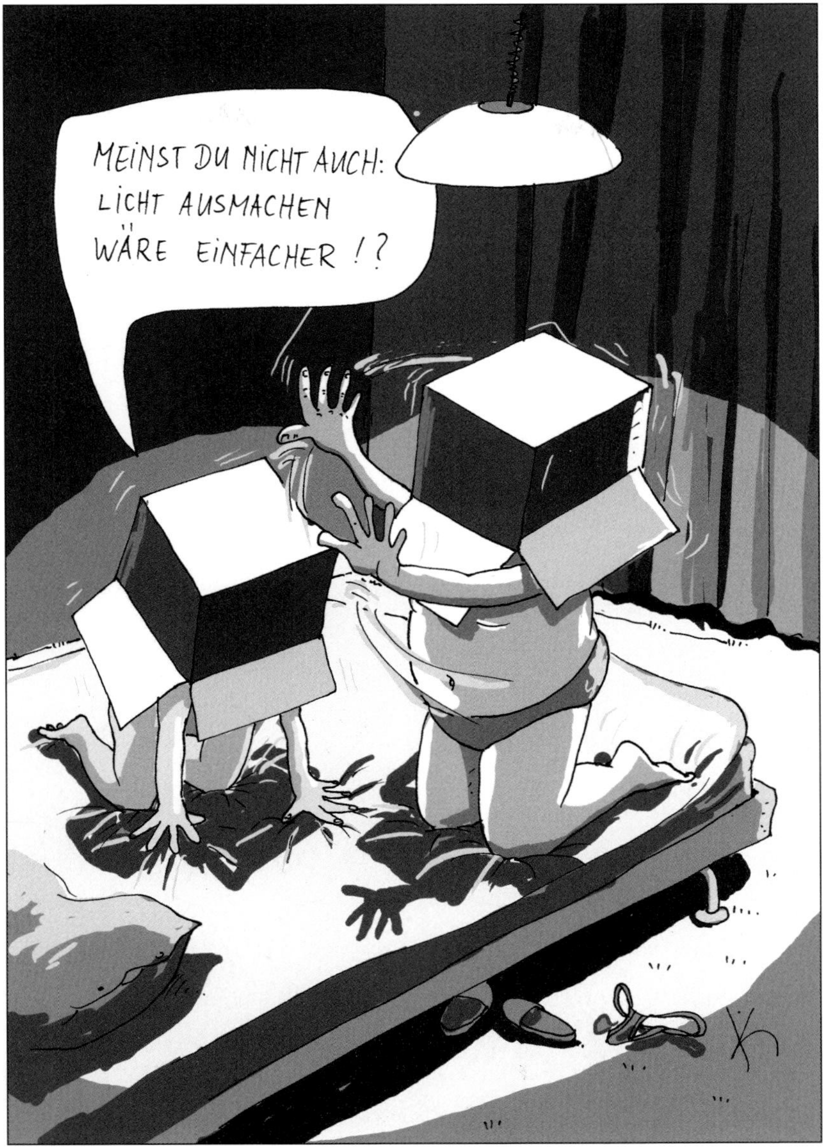
MEINST DU NICHT AUCH: LICHT AUSMACHEN WÄRE EINFACHER !?

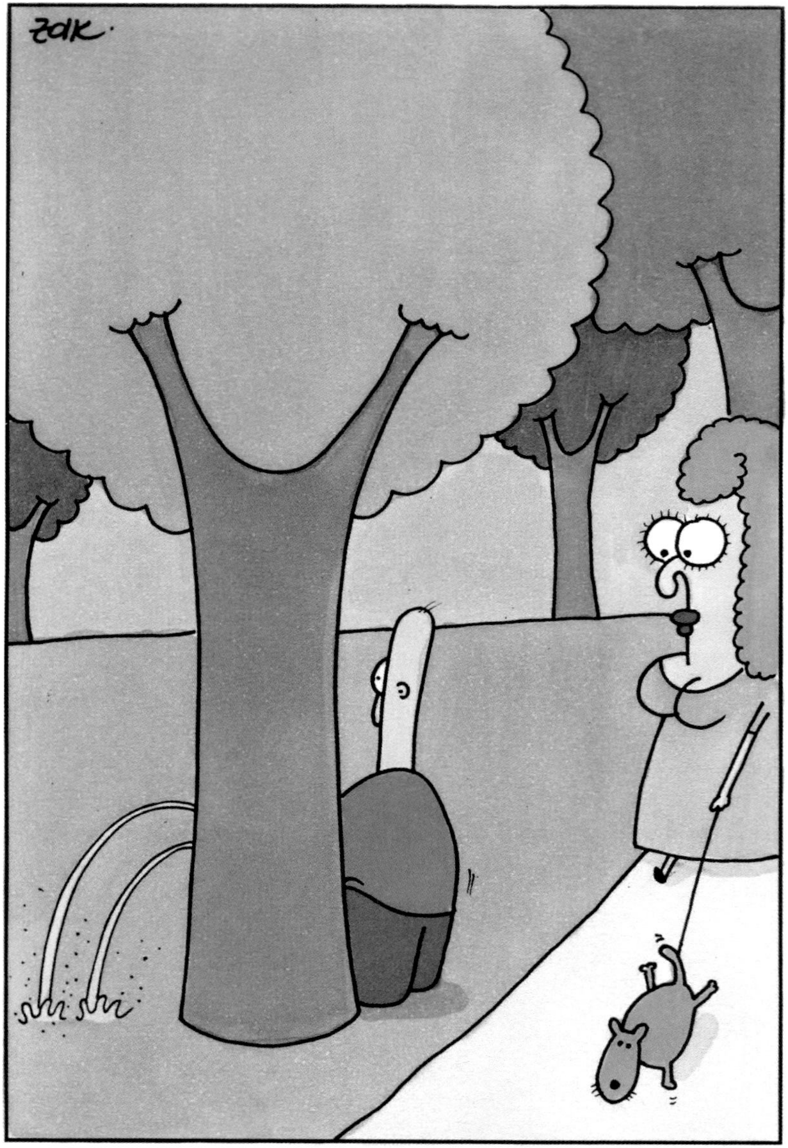
ZAK.

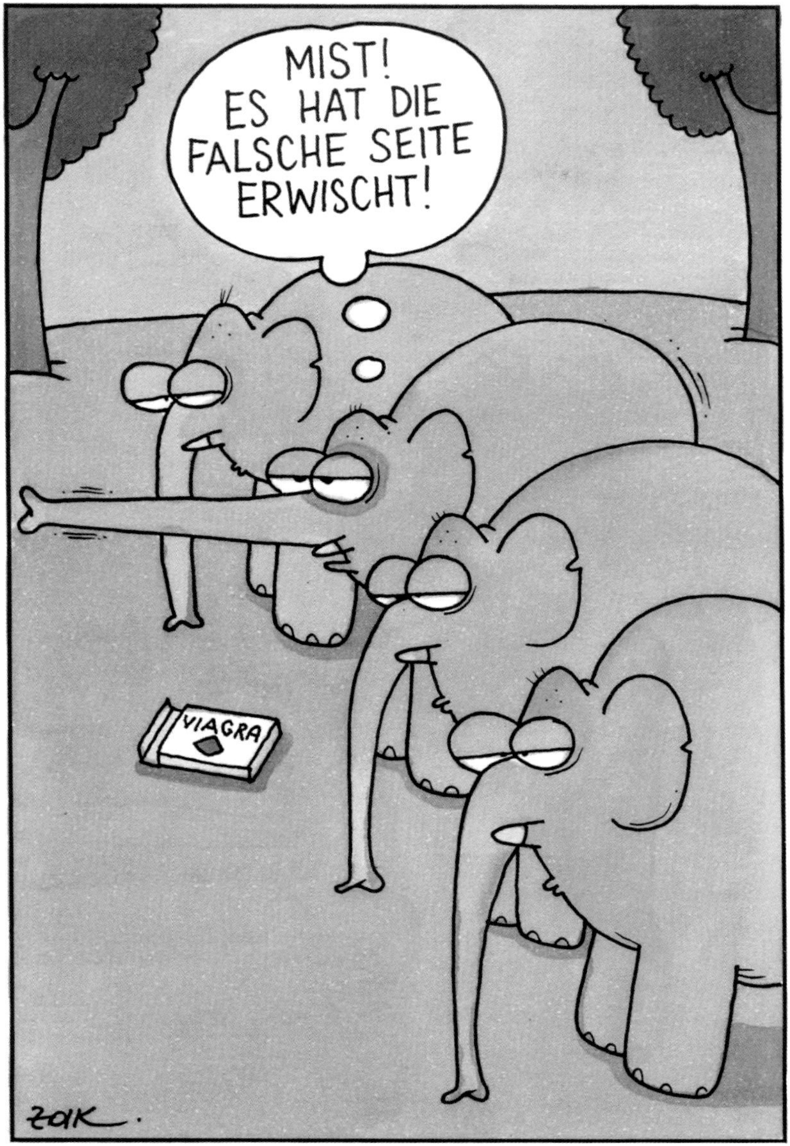
MIST!
ES HAT DIE
FALSCHE SEITE
ERWISCHT!
VIAGRA
ZAK.

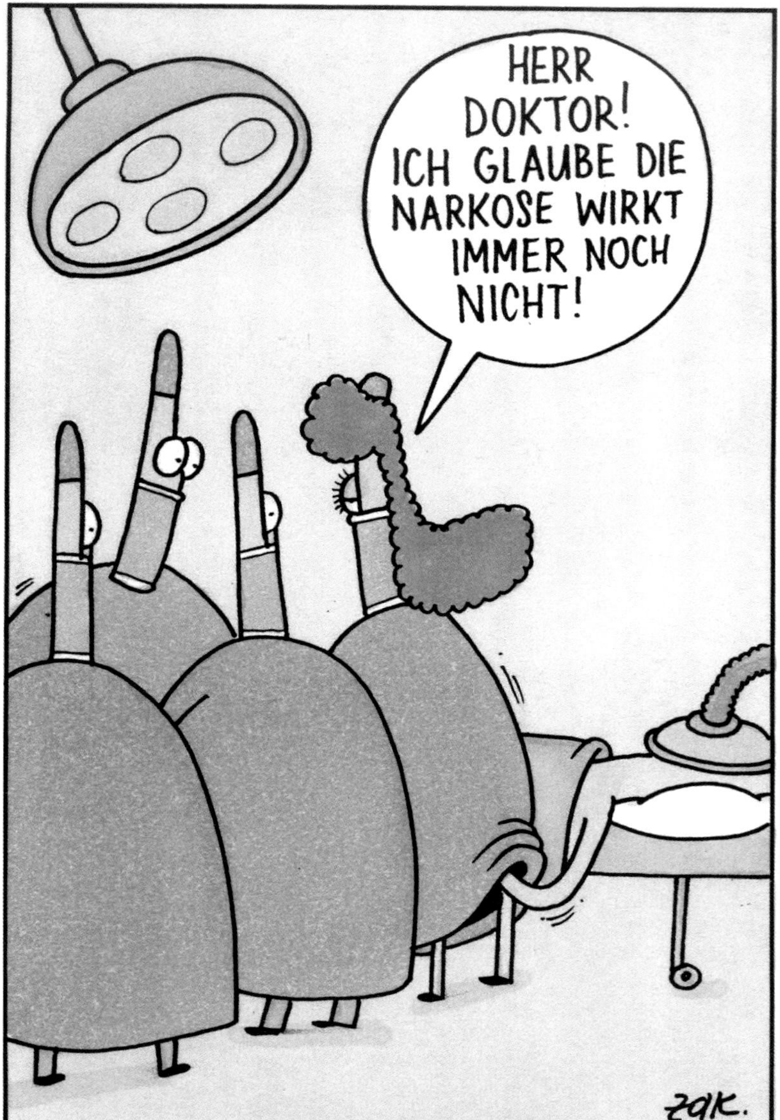
HERR DOKTOR! ICH GLAUBE DIE NARKOSE WIRKT IMMER NOCH NICHT!
ZAK.

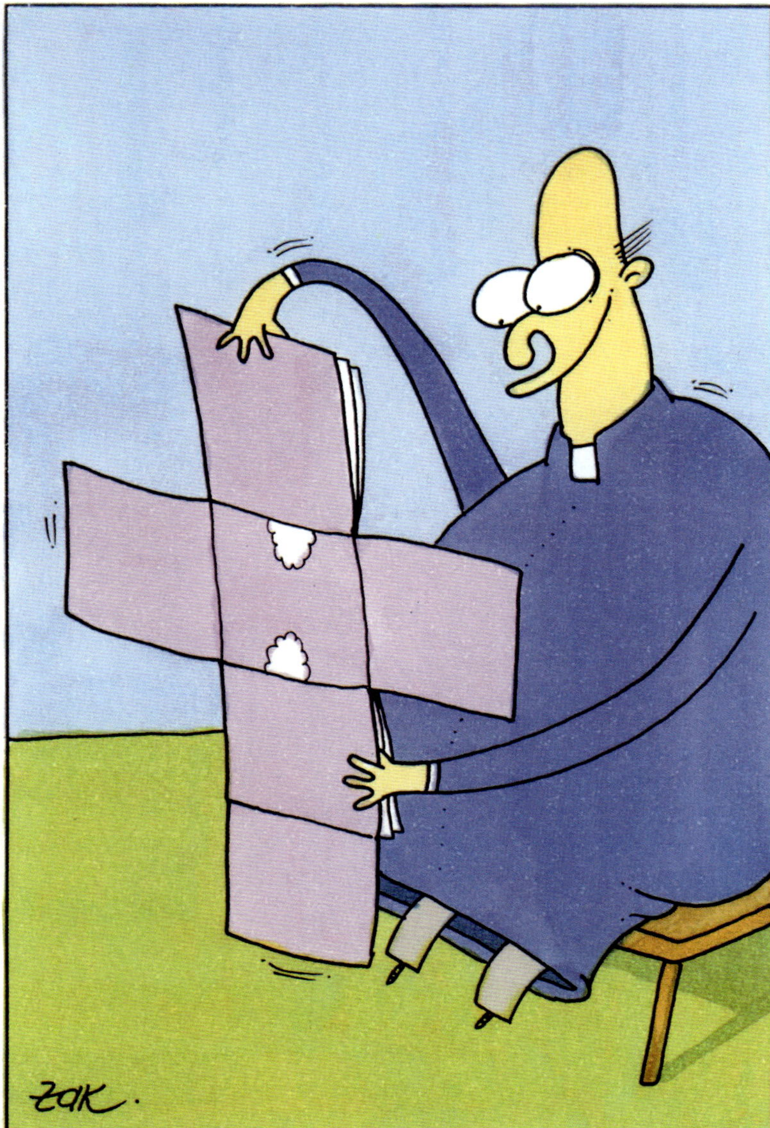

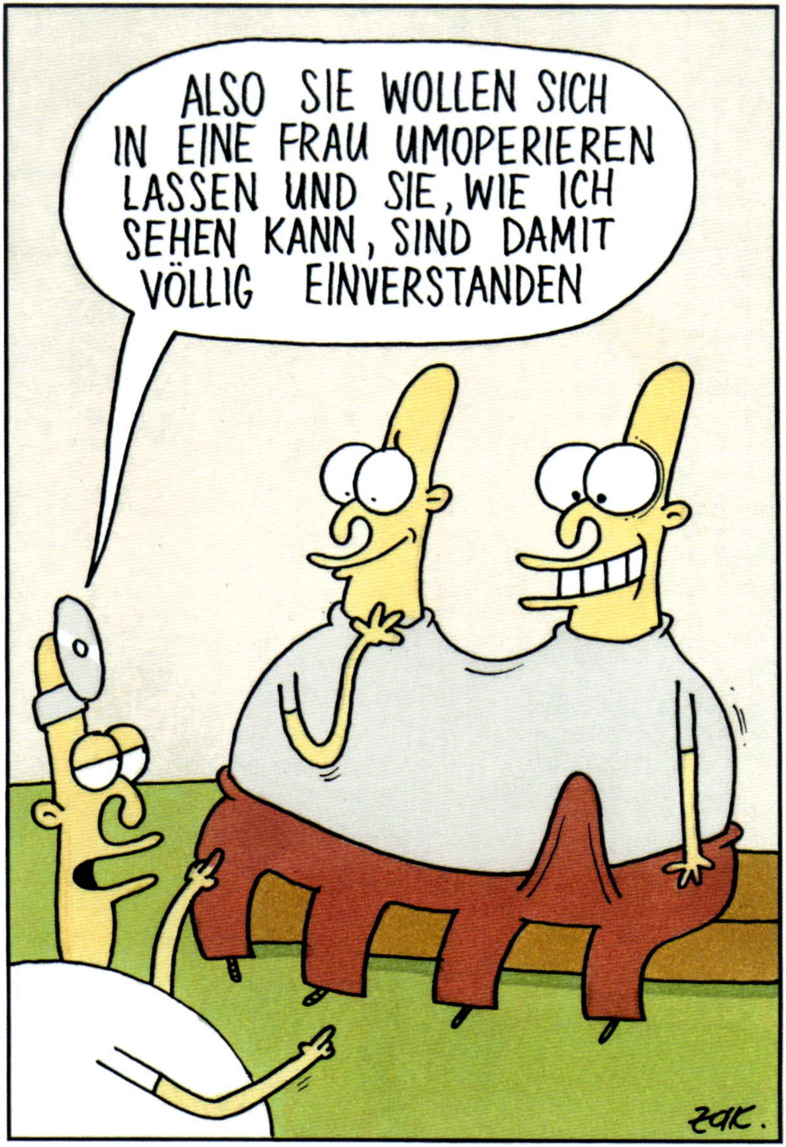
ALSO SIE WOLLEN SICH IN EINE FRAU UMOPERIEREN LASSEN UND SIE, WIE ICH SEHEN KANN, SIND DAMIT VÖLLIG EINVERSTANDEN
ZAK.

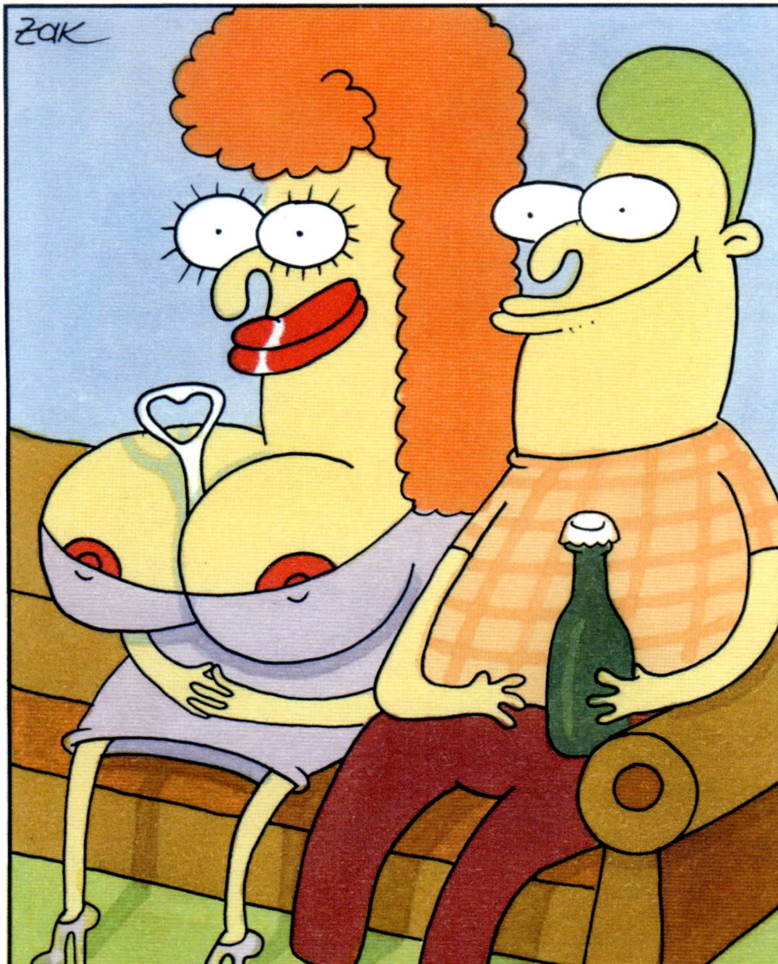

VORTEILE
VON SILIKONBRÜSTEN

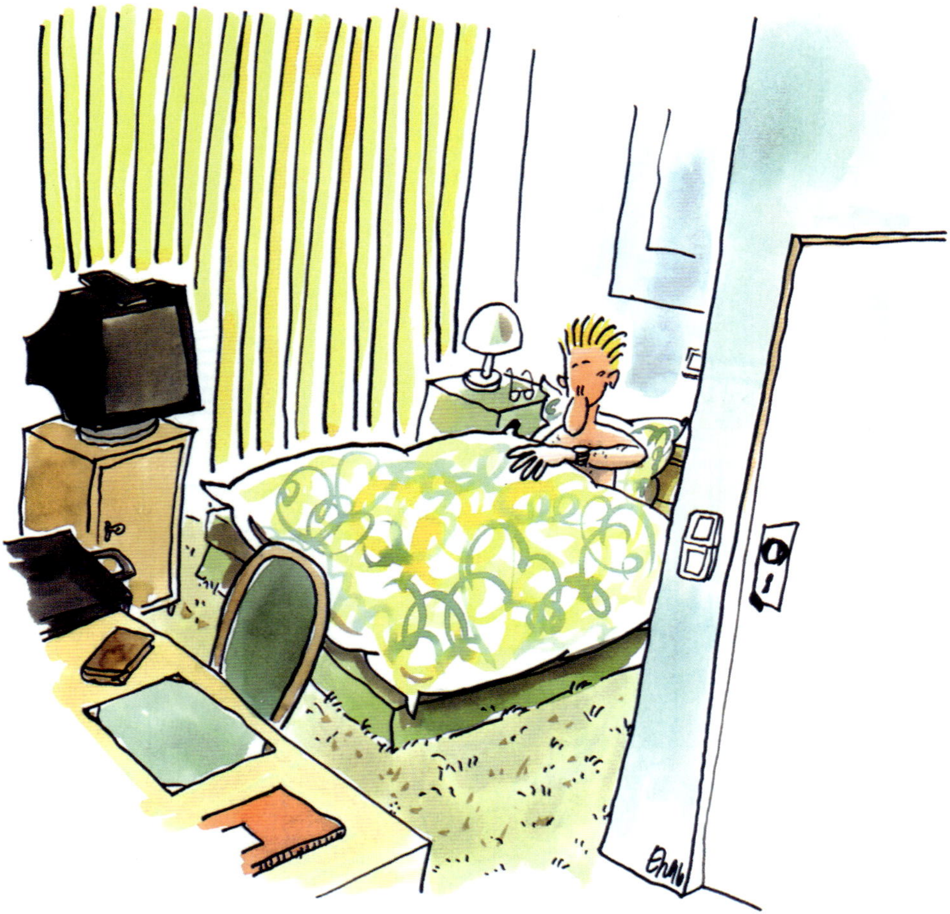

Schon 10 vor 11! Klaus hielt es in seinem Hotelbett vor Aufregung kaum noch aus. Die Dame an der Rezeption hatte gestern abend zu ihm gesagt: „Morgen früh ab 11 kommt das Zimmermädchen und saugt bei Ihnen."

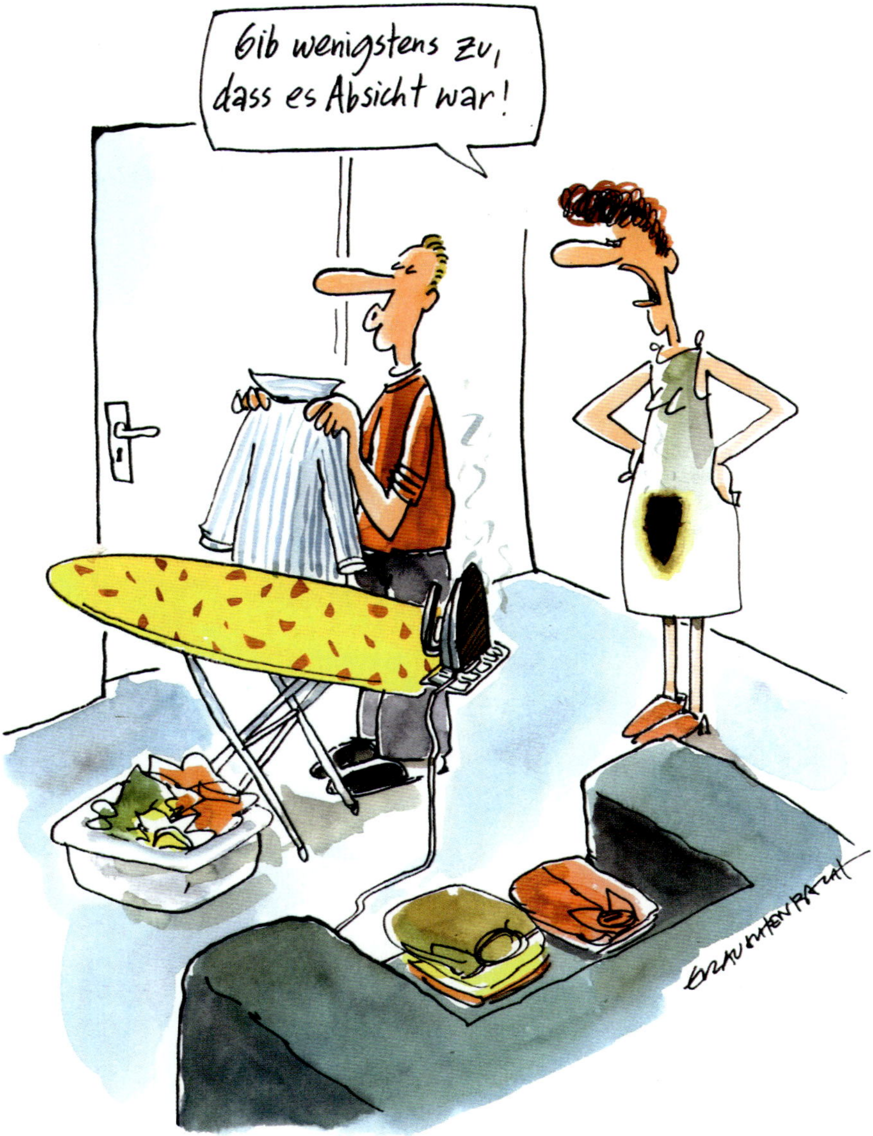
Gib wenigstens zu, dass es Absicht war!
RAUSCHENBACH

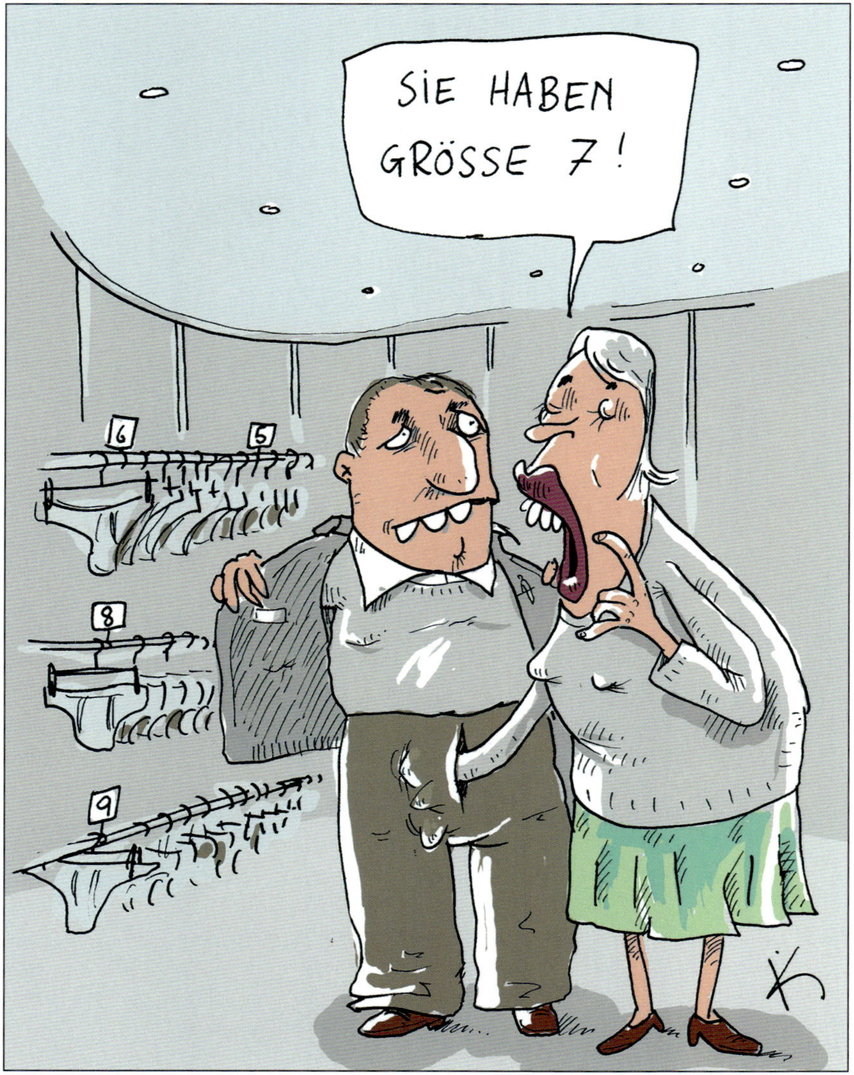

ES GEHT NICHTS ÜBER GELERNTE FACHKRÄFTE

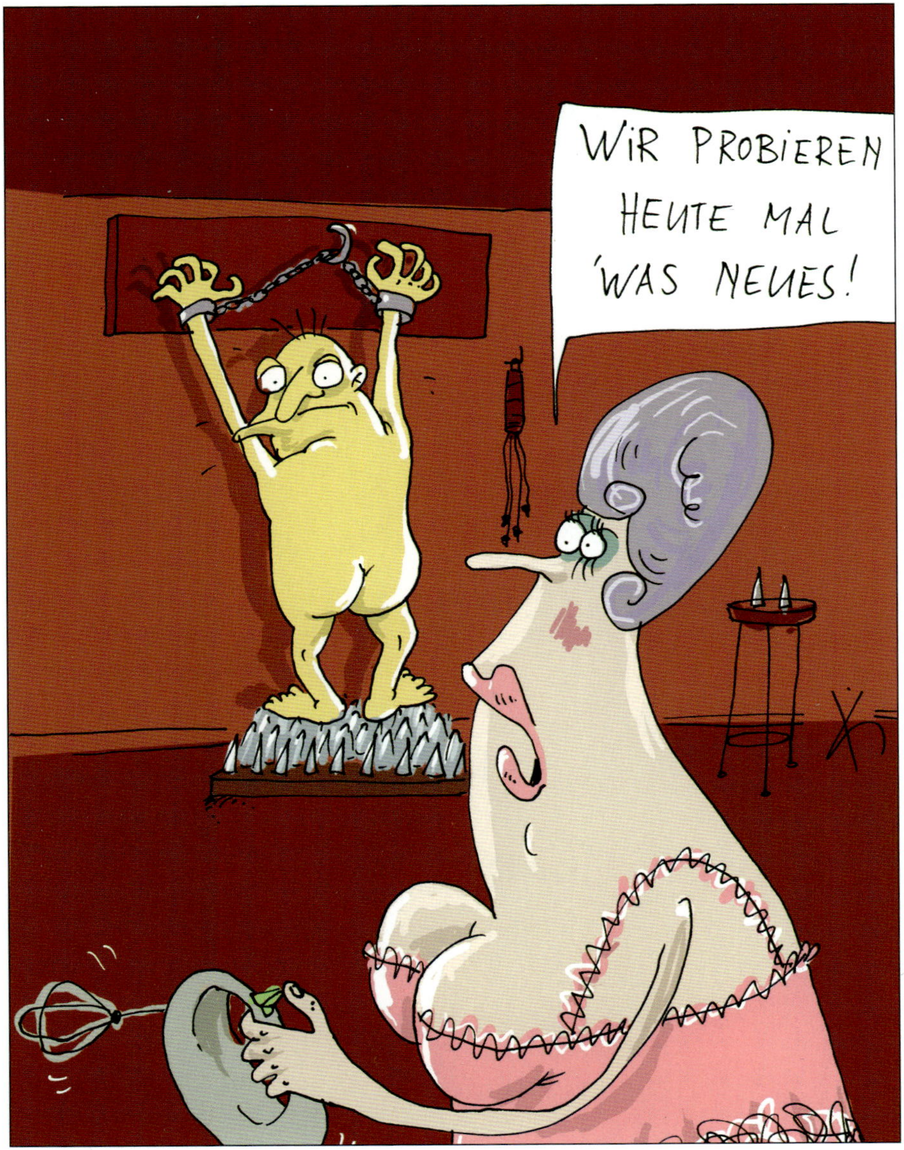
WIR PROBIEREN HEUTE MAL 'WAS NEUES!

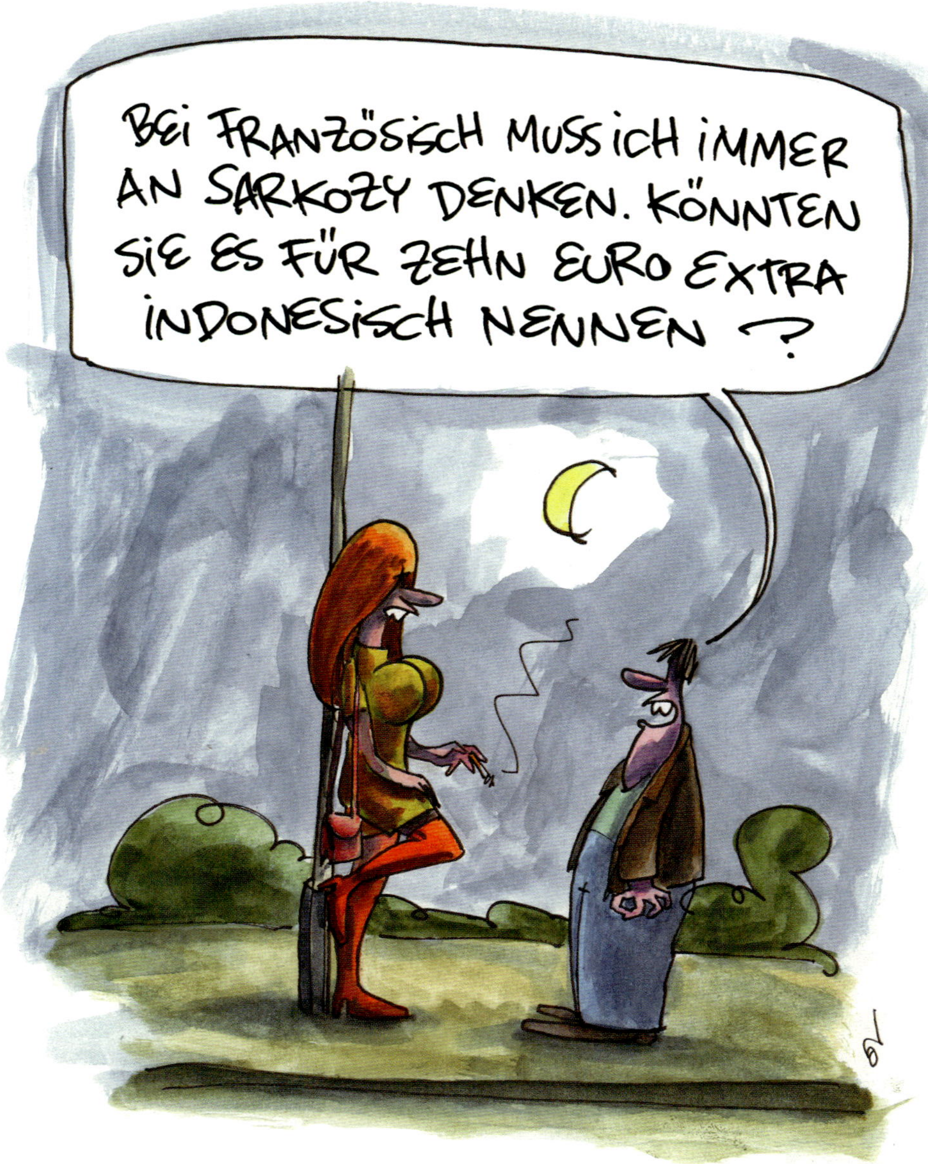
BEI FRANZÖSISCH MUSS ICH IMMER AN SARKOZY DENKEN. KÖNNTEN SIE ES FÜR ZEHN EURO EXTRA INDONESISCH NENNEN?

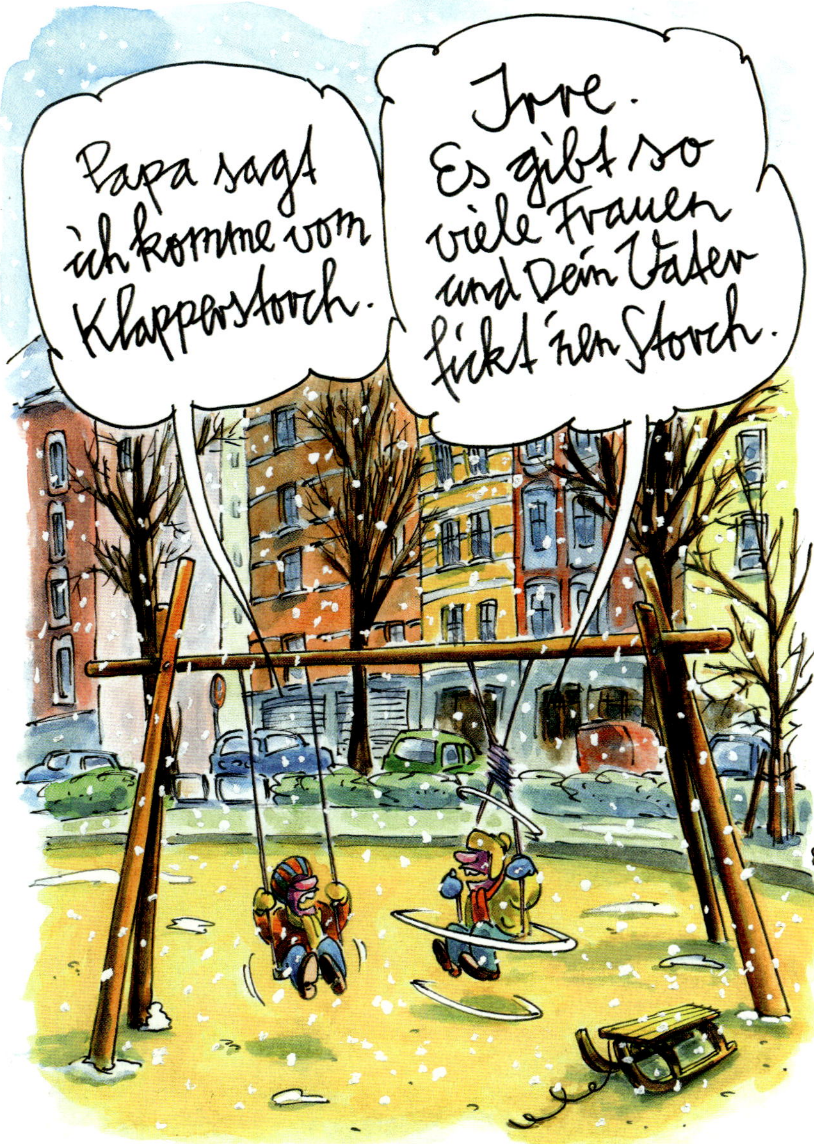
Papa sagt ich komme vom Klapperstorch.
Irre. Es gibt so viele Frauen und Dein Vater fickt 'nen Storch.

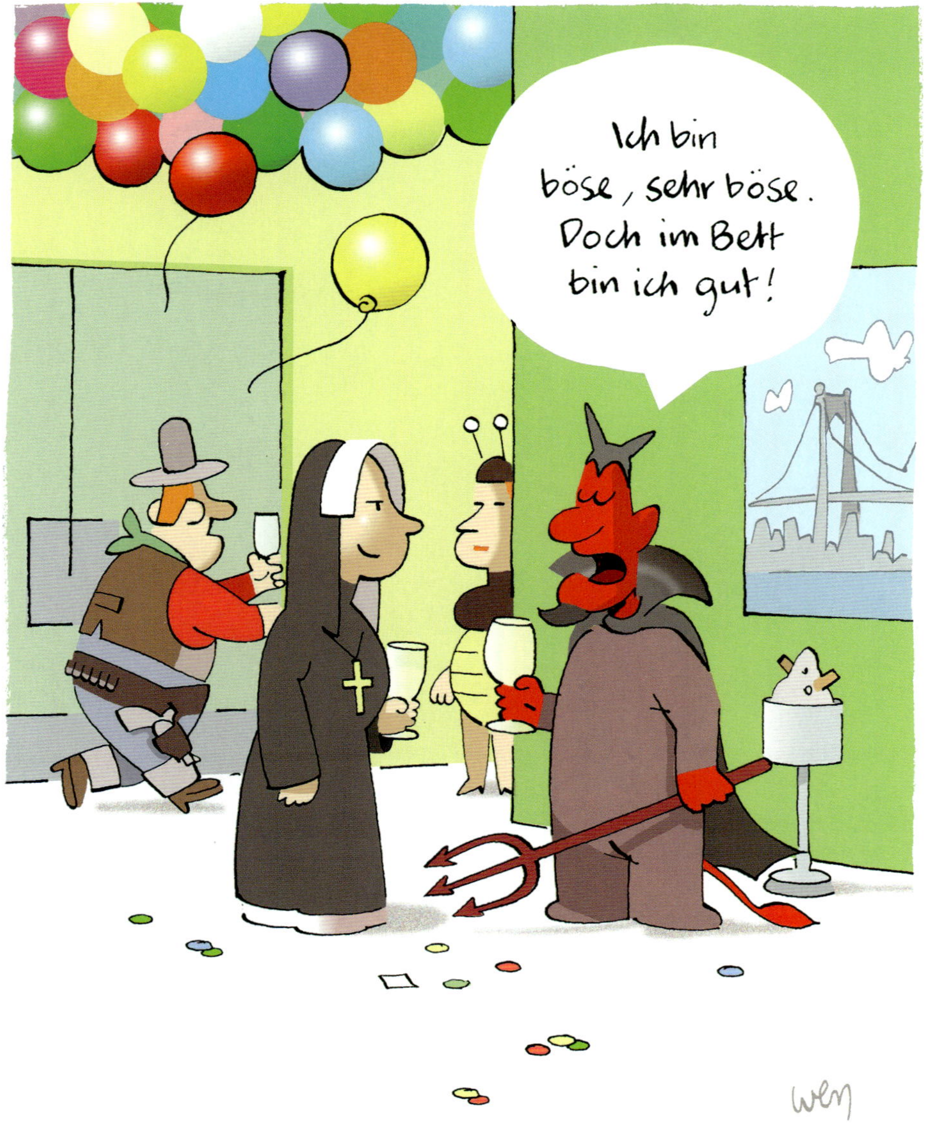
Ich bin böse, sehr böse. Doch im Bett bin ich gut!
wey

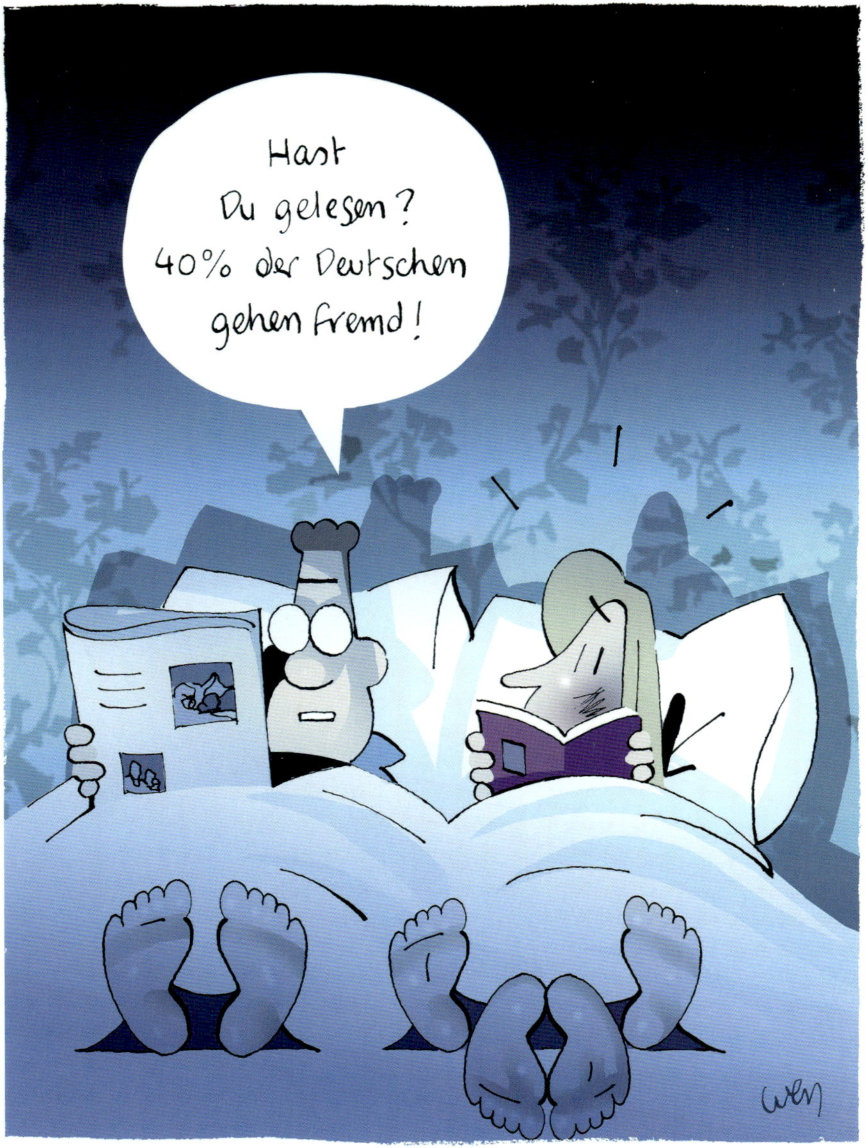
Hast Du gelesen? 40% der Deutschen gehen fremd!
wey

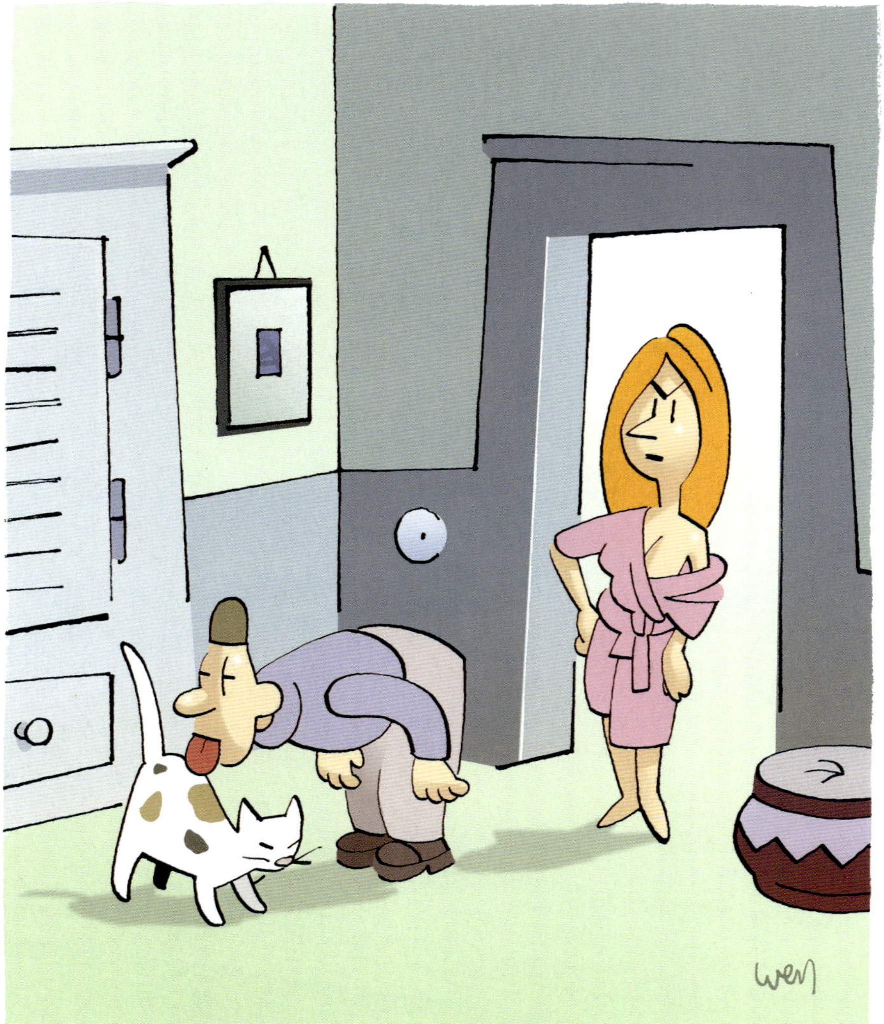

NATÜRLICH HATTE DIETER SEINER FREUNDIN MAL WIEDER GAR NICHT RICHTIG ZUGEHÖRT.

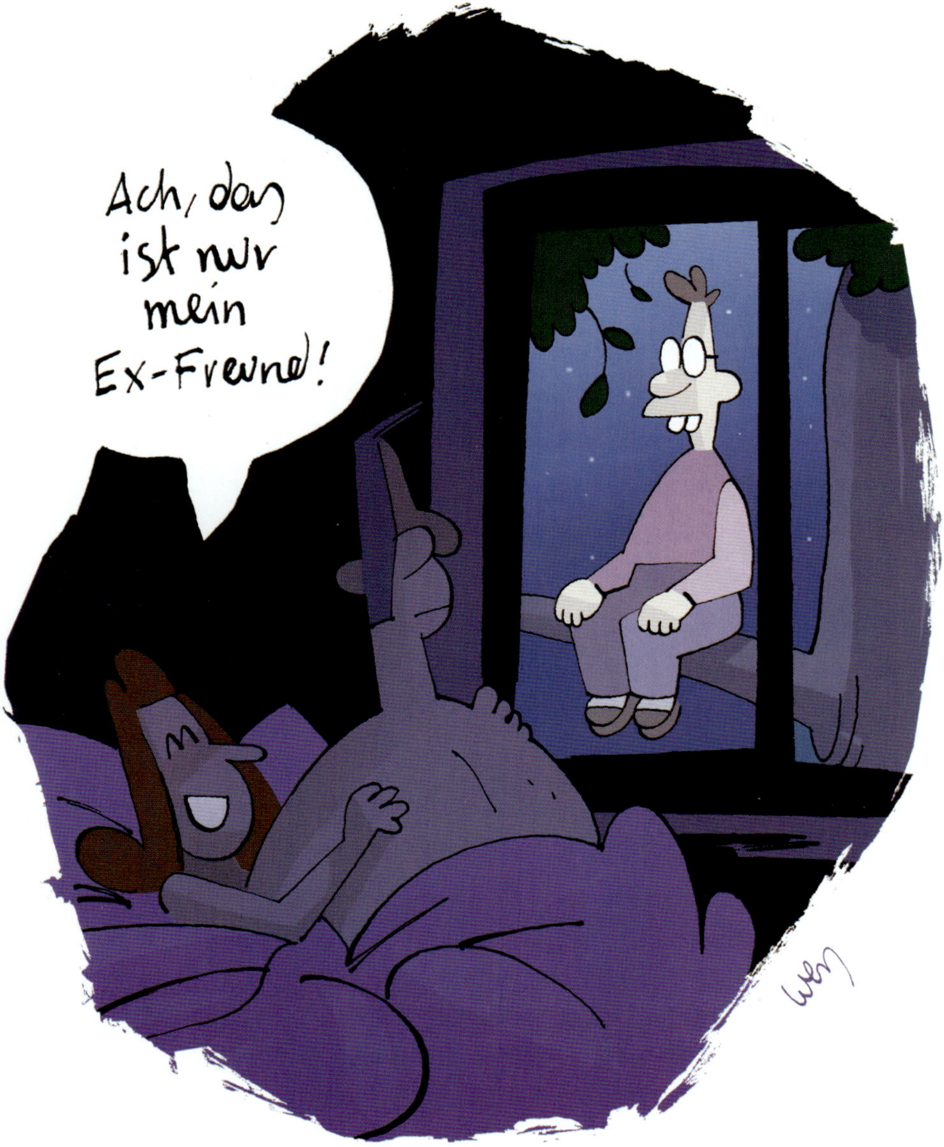
Ach, das ist nur mein Ex-Freund!

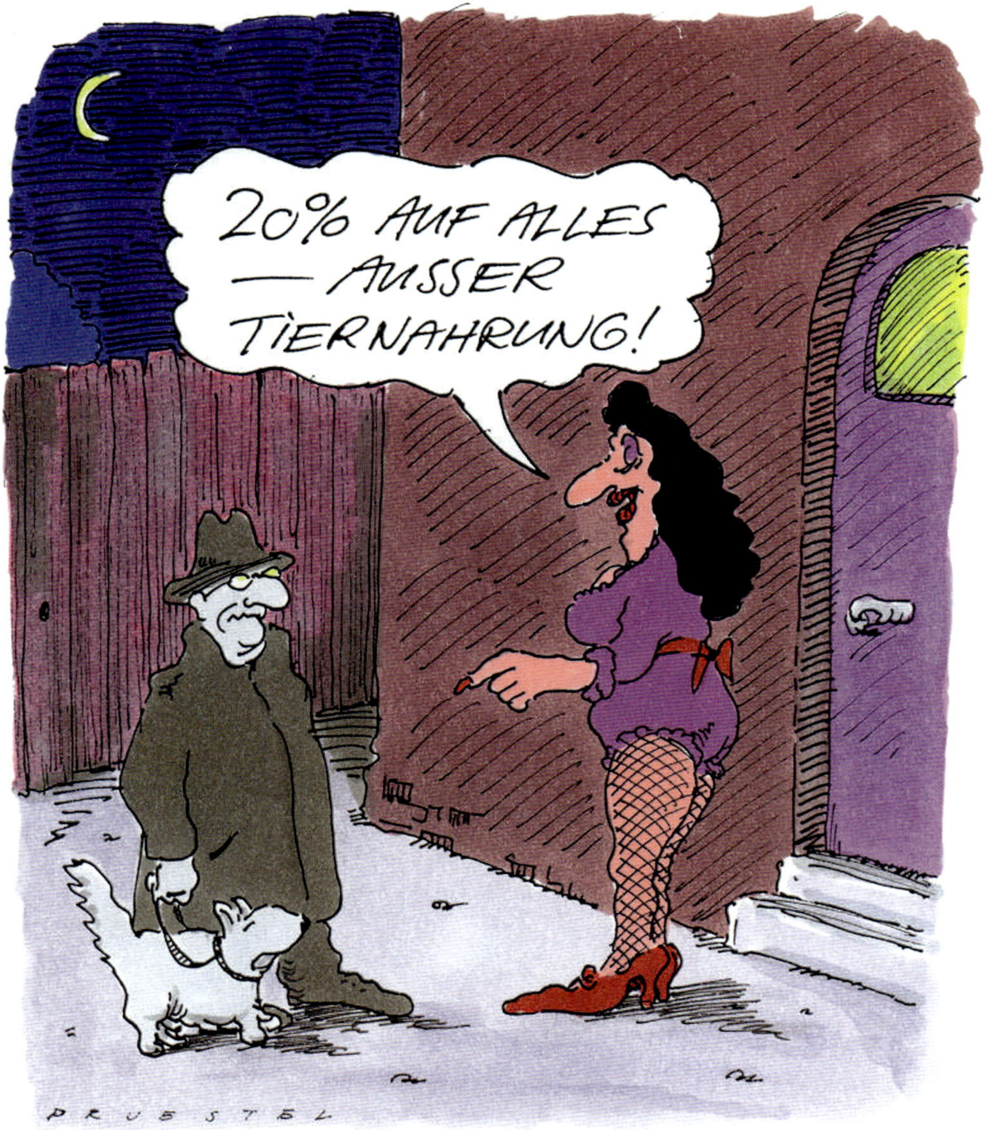
20% AUF ALLES — AUSSER TIERNAHRUNG!
PRUESTEL

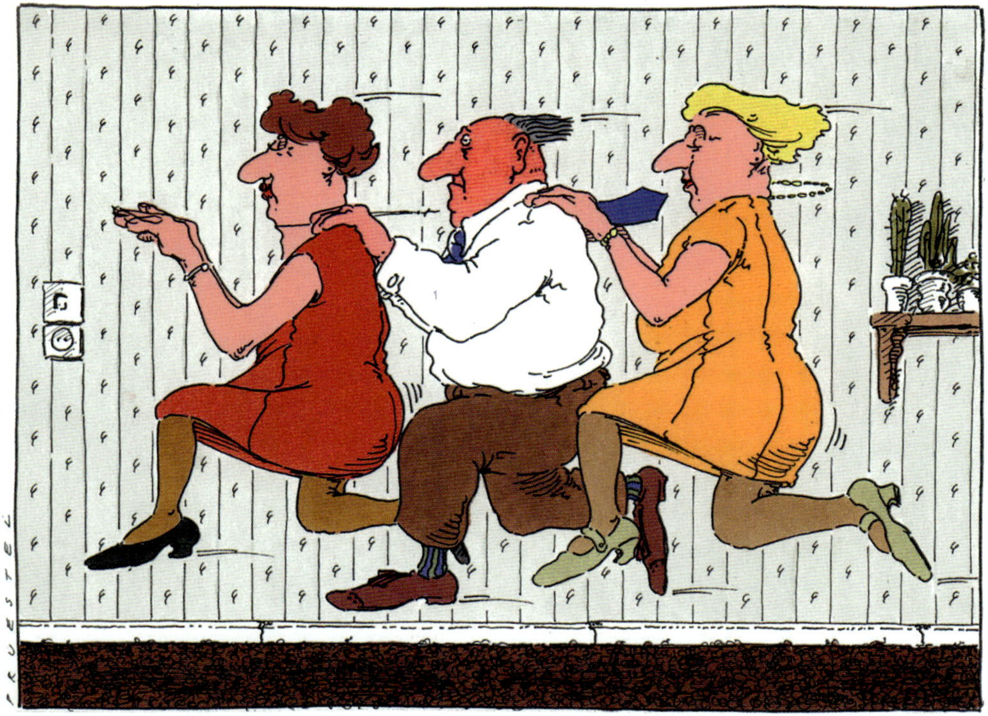

Herr Dr. Köhler hatte sich einen „flotten Dreier" ursprünglich etwas anders vorgestellt.

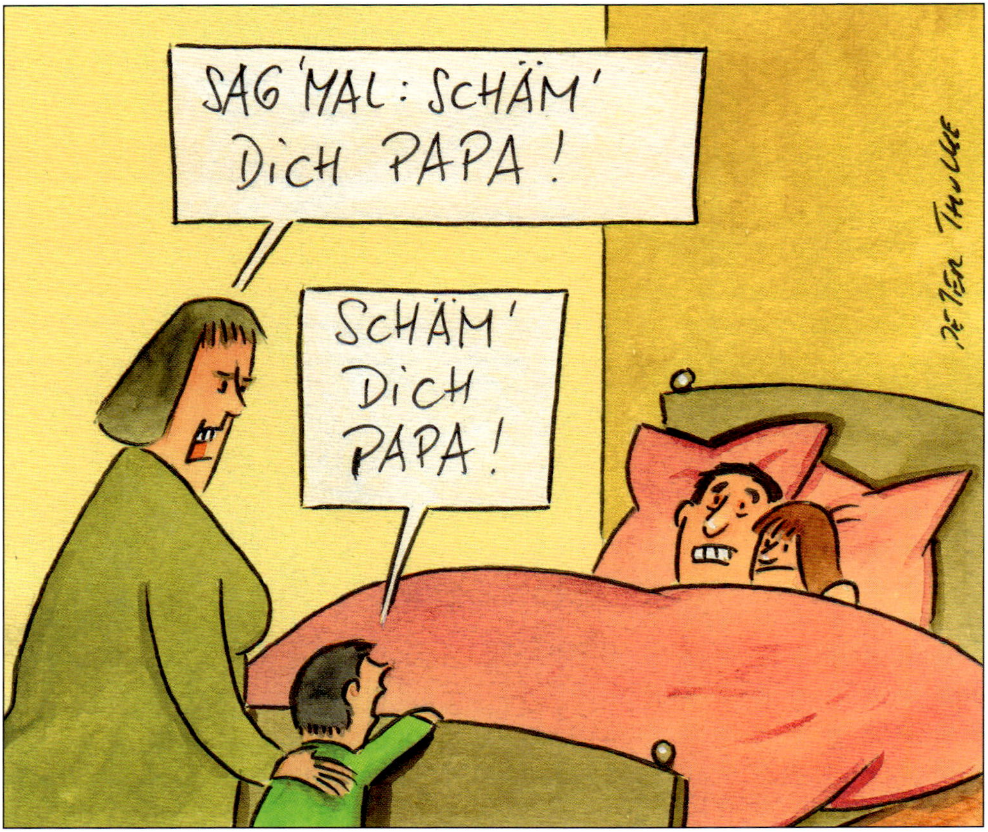
SAG 'MAL: SCHÄM' DICH PAPA!
SCHÄM' DICH PAPA!

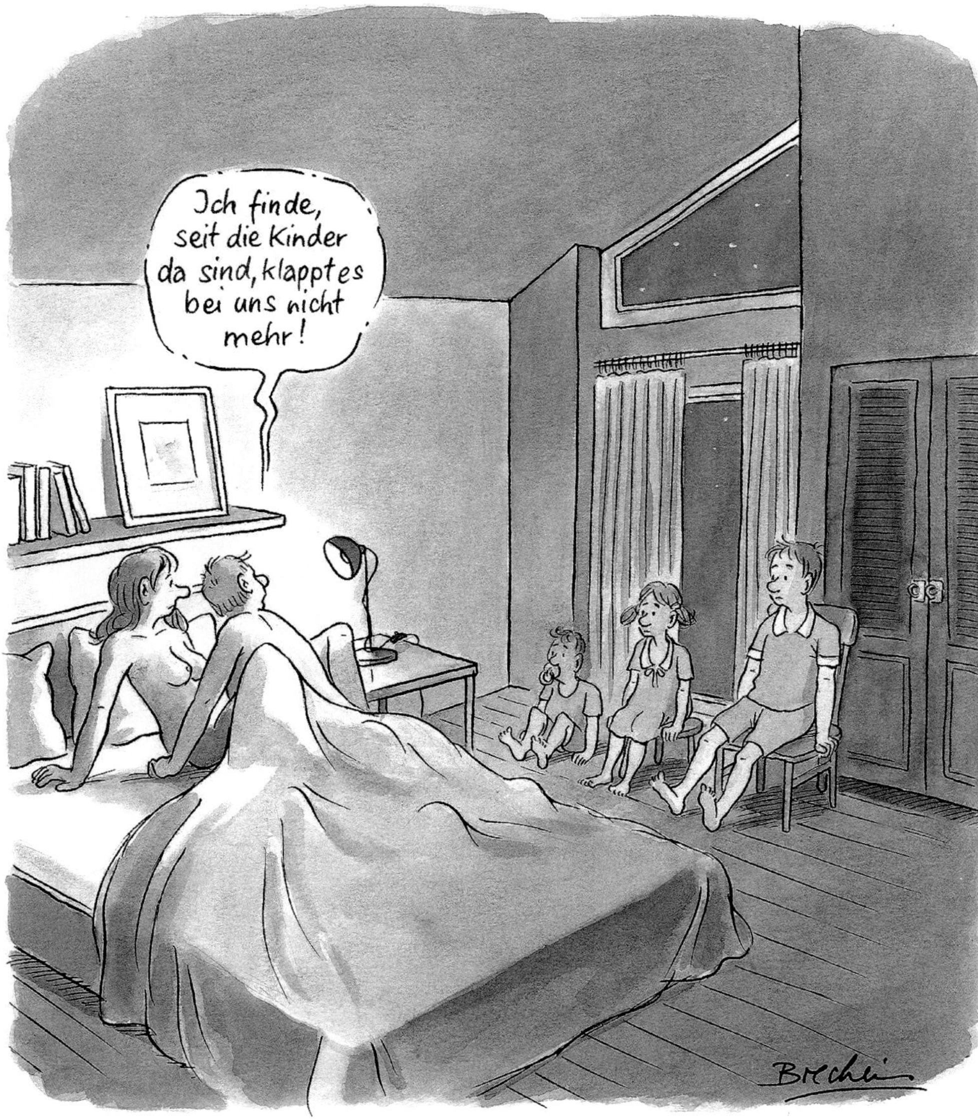
Ich finde, seit die Kinder da sind, klappt es bei uns nicht mehr!
Brecheis

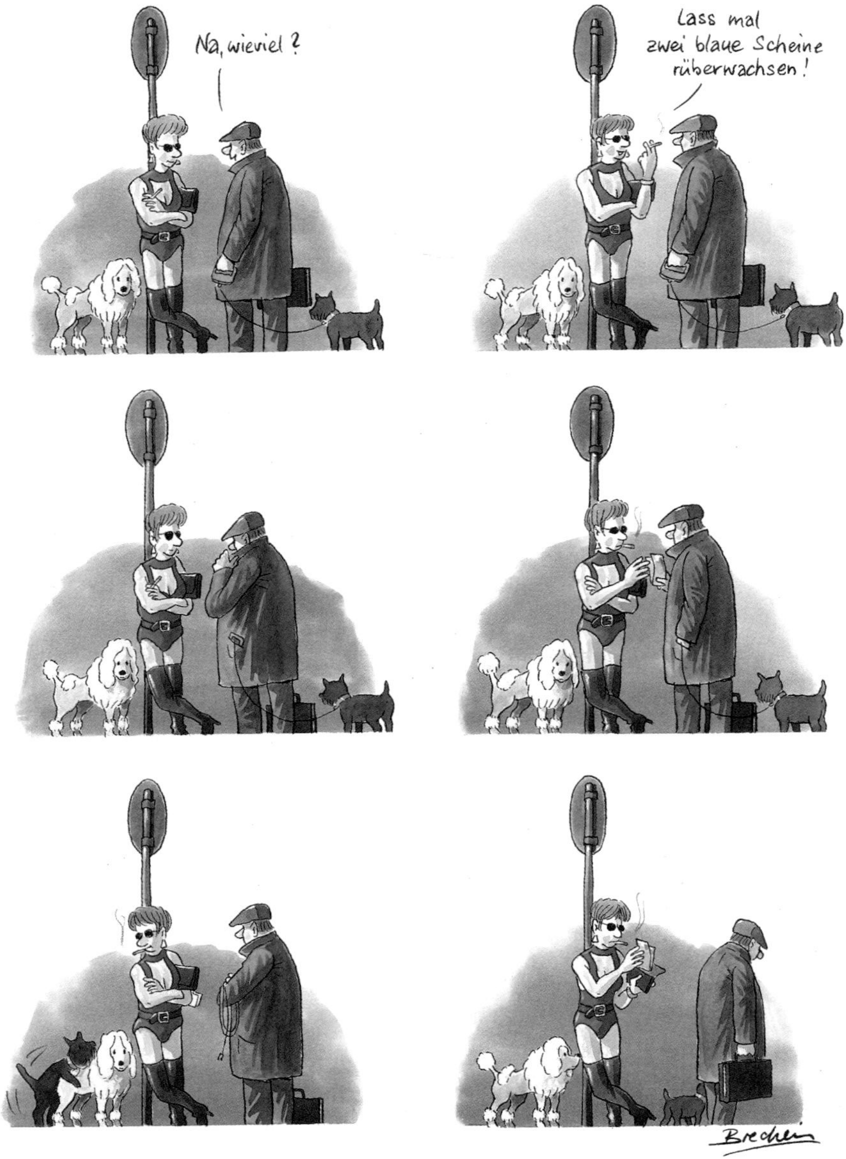
Na, wieviel?
Lass mal zwei blaue Scheine rüberwachsen!
Brecheis

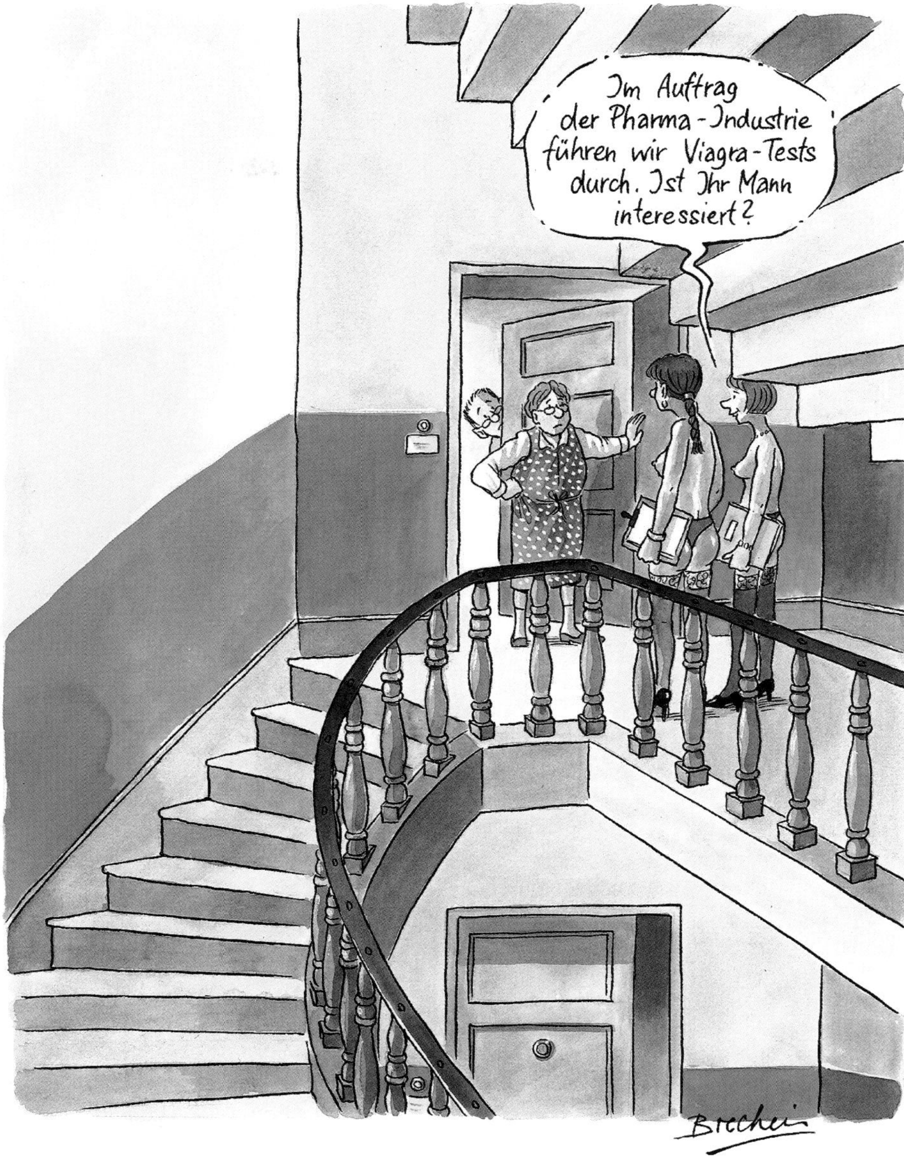
Im Auftrag der Pharma-Industrie führen wir Viagra-Tests durch. Ist Ihr Mann interessiert?
Brecheis

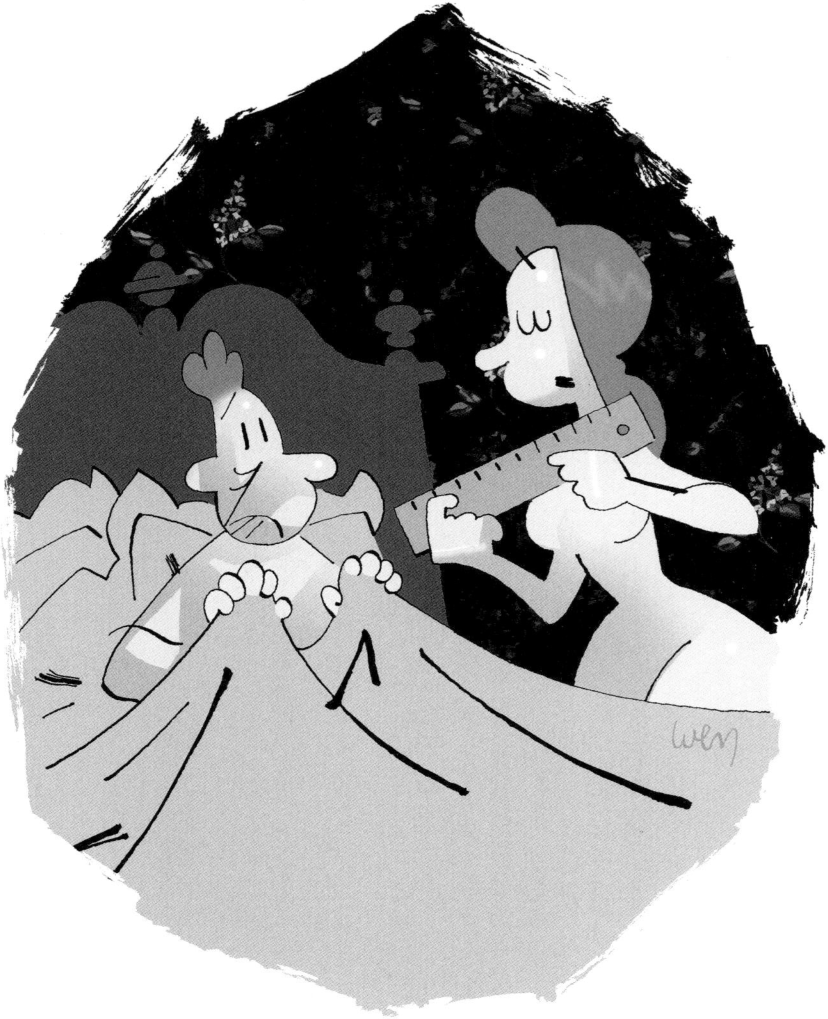

ALS KLASSENBESTE IM MATHE-LEISTUNGSKURS, WAR ULRIKE AUCH BEI DER PARTNERWAHL SEHR RATIONAL.

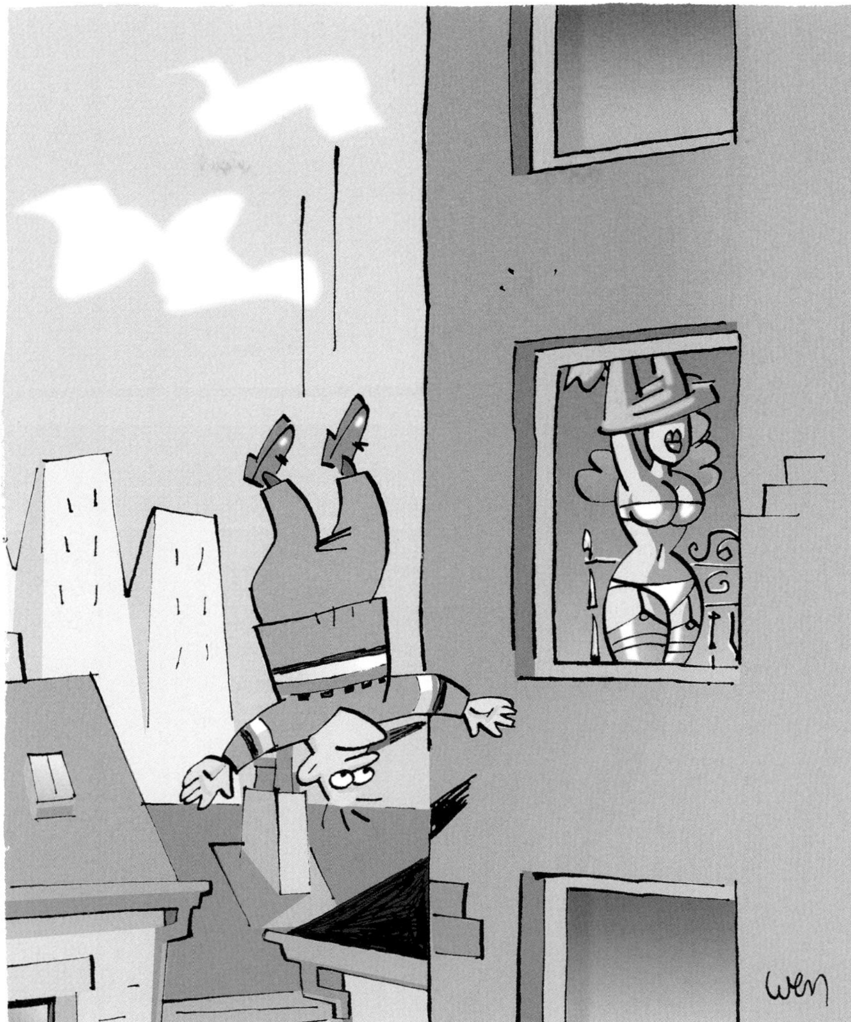

KURZ VOR SCHLUSS KAMEN LEO ERNSTHAFTE ZWEIFEL AN SEINER ÜBEREILTEN ENTSCHEIDUNG.

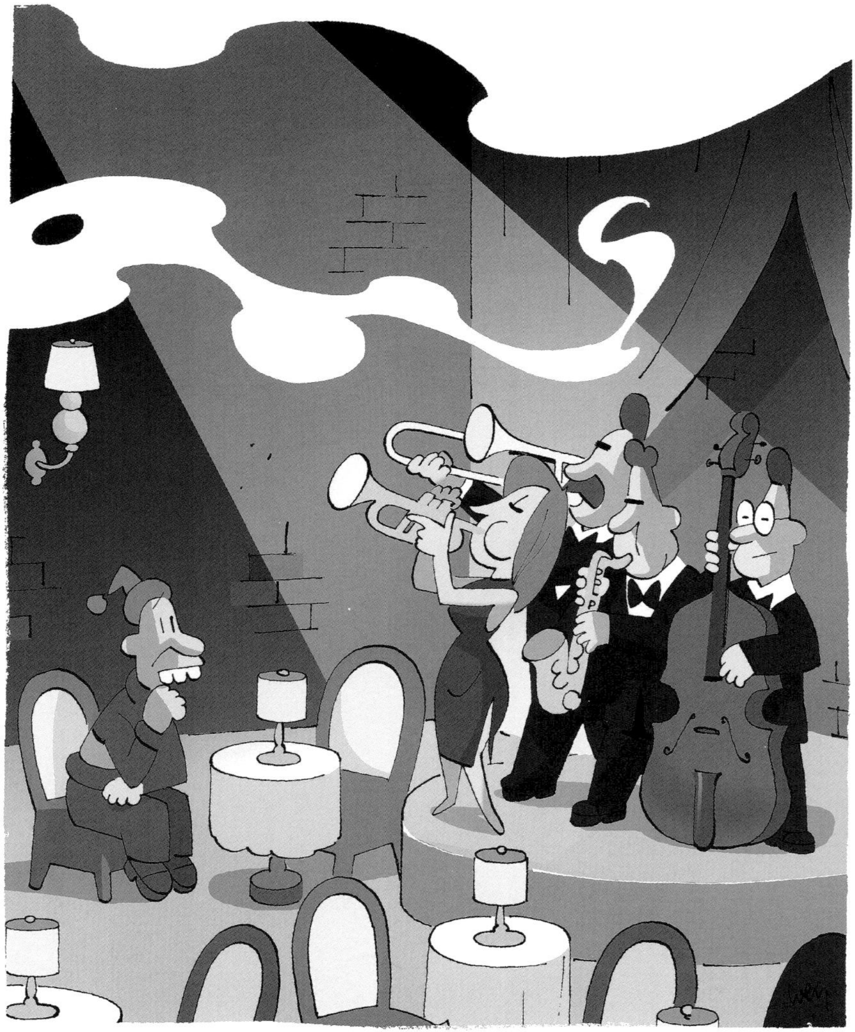

PETRA HATTE NICHT GELOGEN: SIE WAR TATSÄCHLICH DIE BESTE BLÄSERIN IM SWINGER-CLUB.

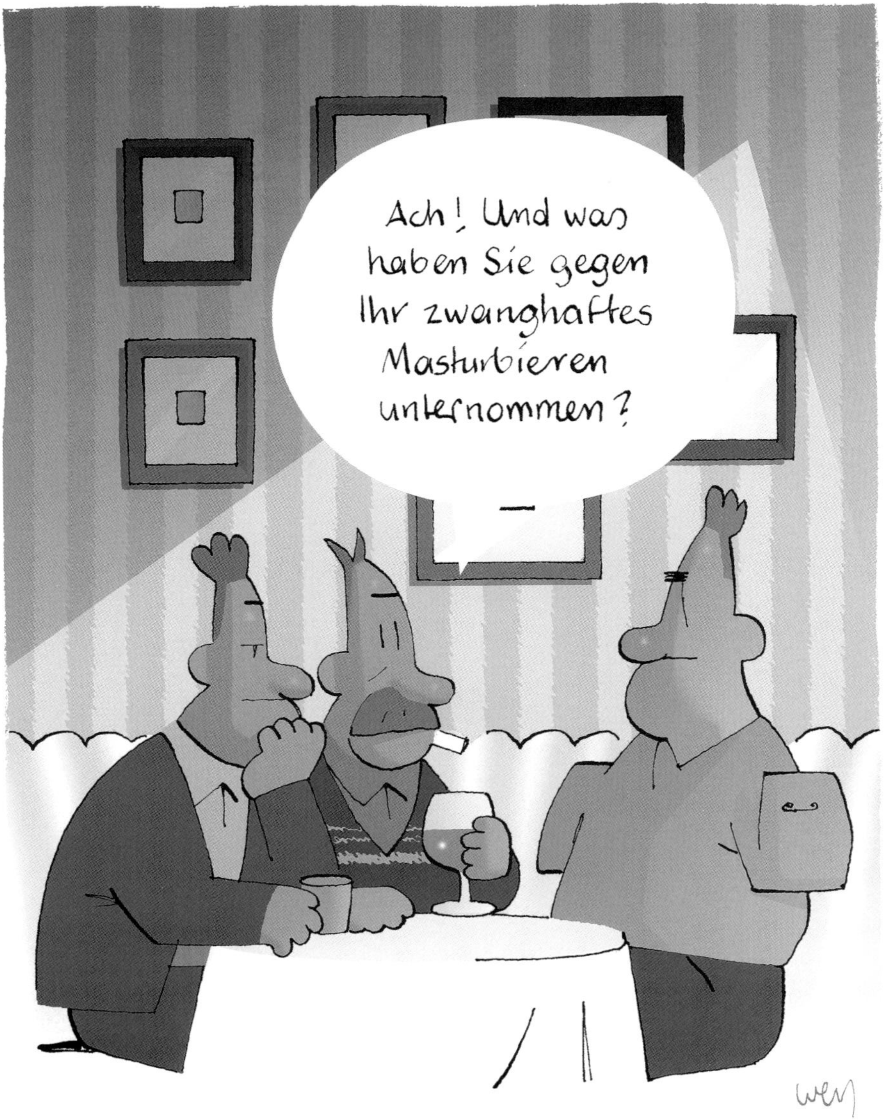
Ach! Und was haben Sie gegen Ihr zwanghaftes Masturbieren unternommen?
wey

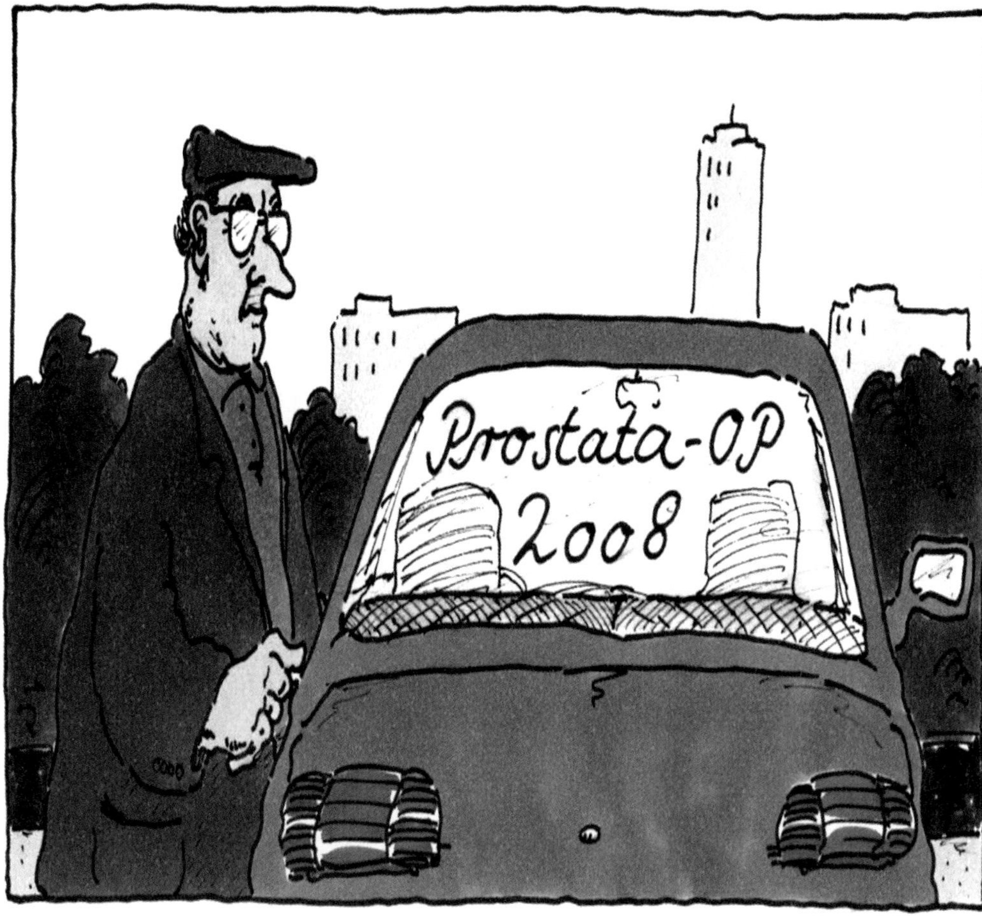
Prostata-OP
2008

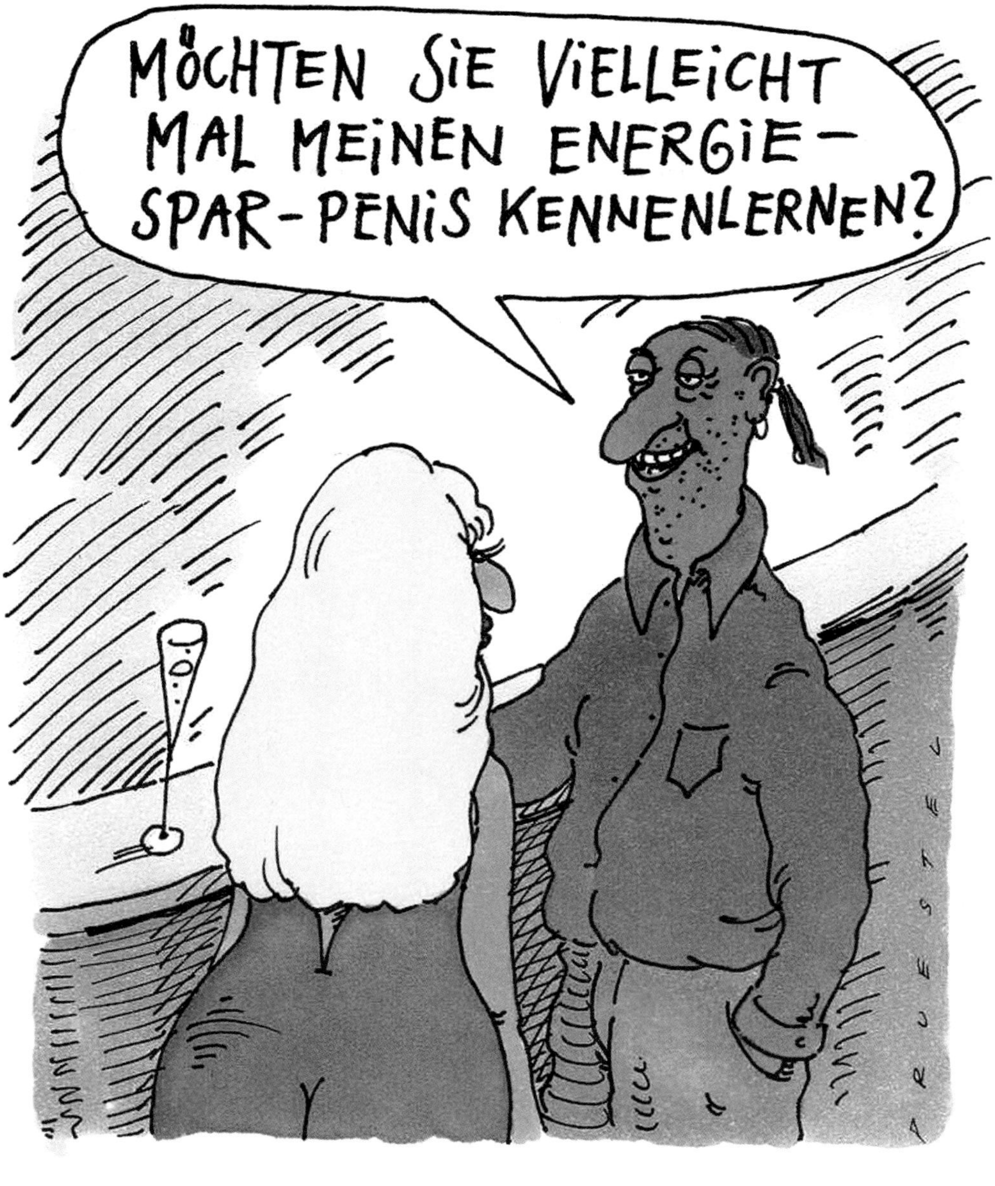
MÖCHTEN SIE VIELLEICHT MAL MEINEN ENERGIE-SPAR-PENIS KENNENLERNEN?
PRUESTEL

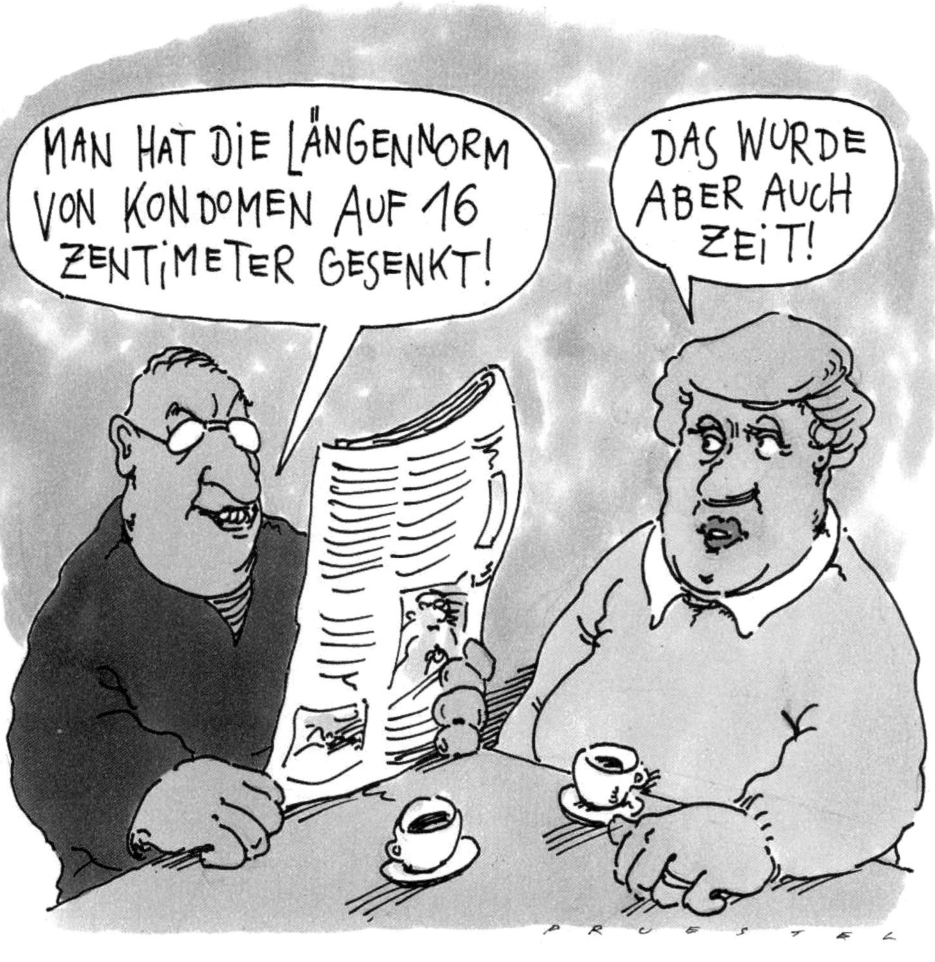
MAN HAT DIE LÄNGENNORM VON KONDOMEN AUF 16 ZENTIMETER GESENKT!
DAS WURDE ABER AUCH ZEIT!
PRUESTEL

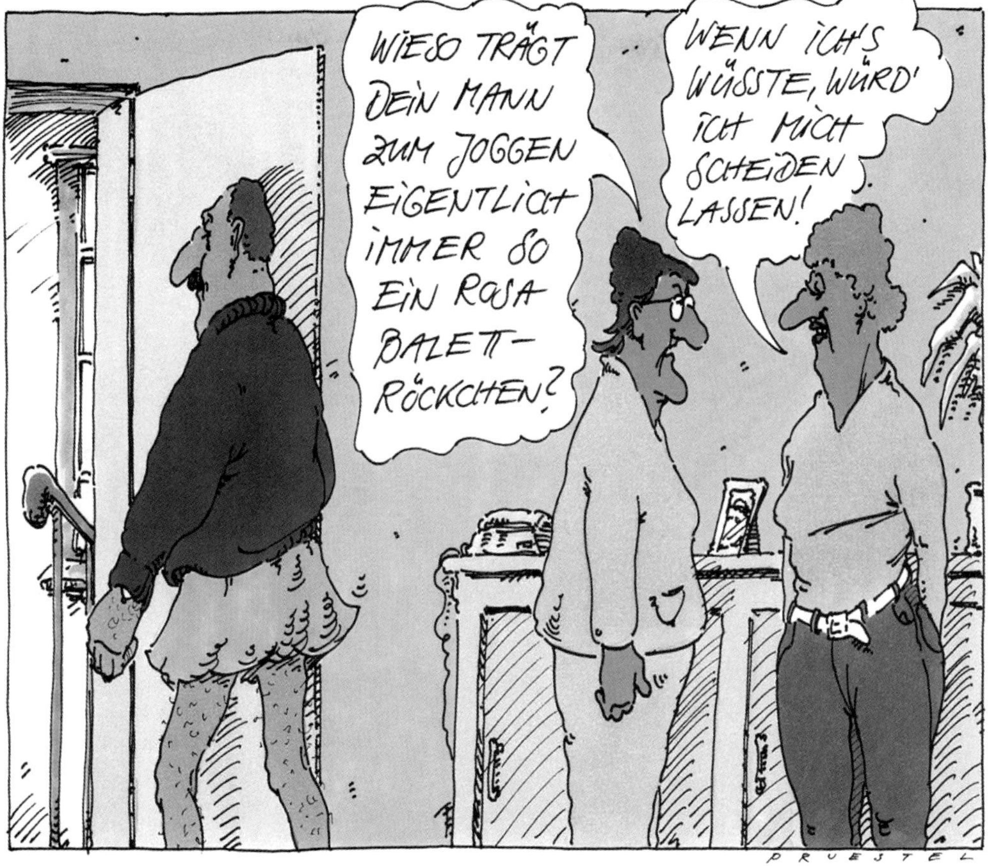
WIESO TRÄGT DEIN MANN ZUM JOGGEN EIGENTLICH IMMER SO EIN ROSA BALETT-RÖCKCHEN?
WENN ICH'S WÜSSTE, WÜRD' ICH MICH SCHEIDEN LASSEN!
PRUESTEL

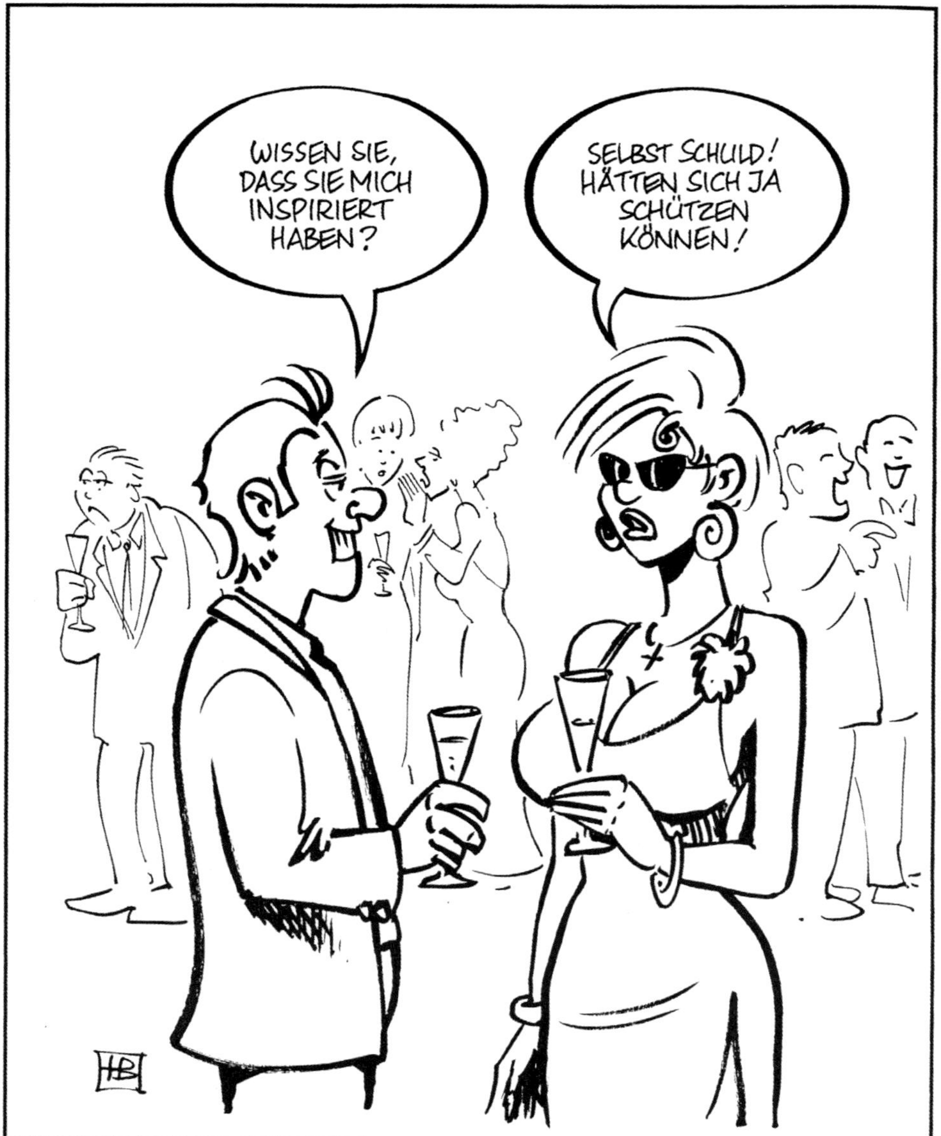
WISSEN SIE, DASS SIE MICH INSPIRIERT HABEN?
SELBST SCHULD! HÄTTEN SICH JA SCHÜTZEN KÖNNEN!
HB

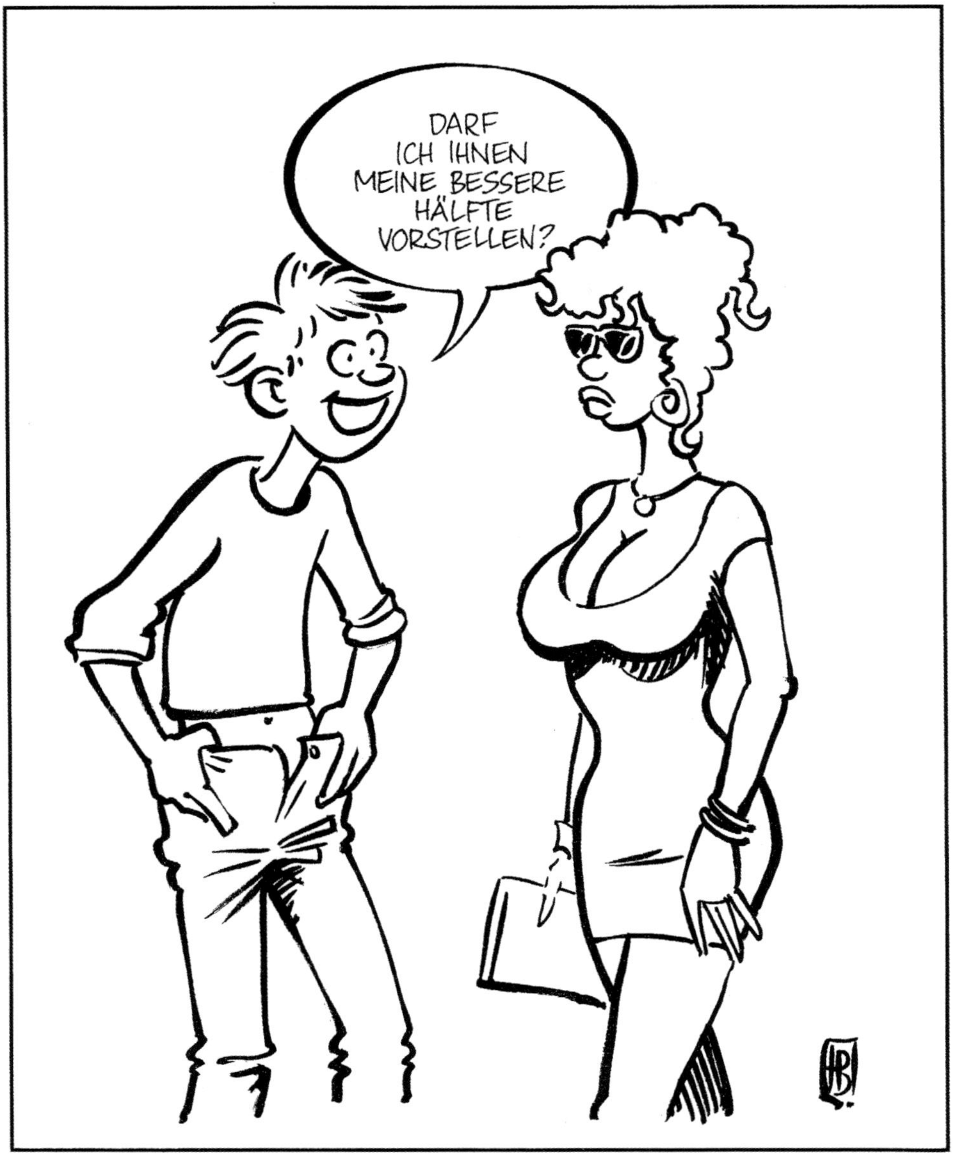
DARF ICH IHNEN MEINE BESSERE HÄLFTE VORSTELLEN?

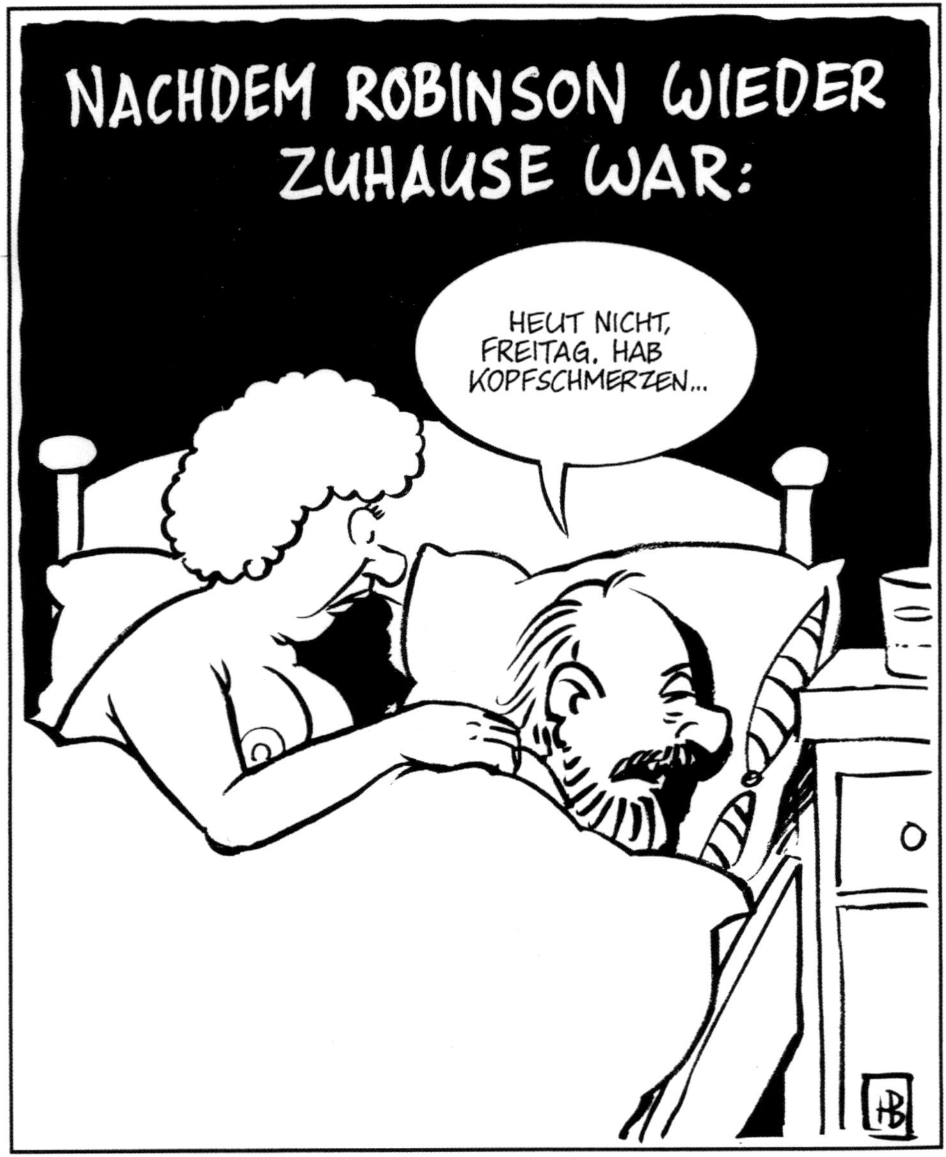
NACHDEM ROBINSON WIEDER ZUHAUSE WAR:
HEUT NICHT, FREITAG. HAB KOPFSCHMERZEN...
HB

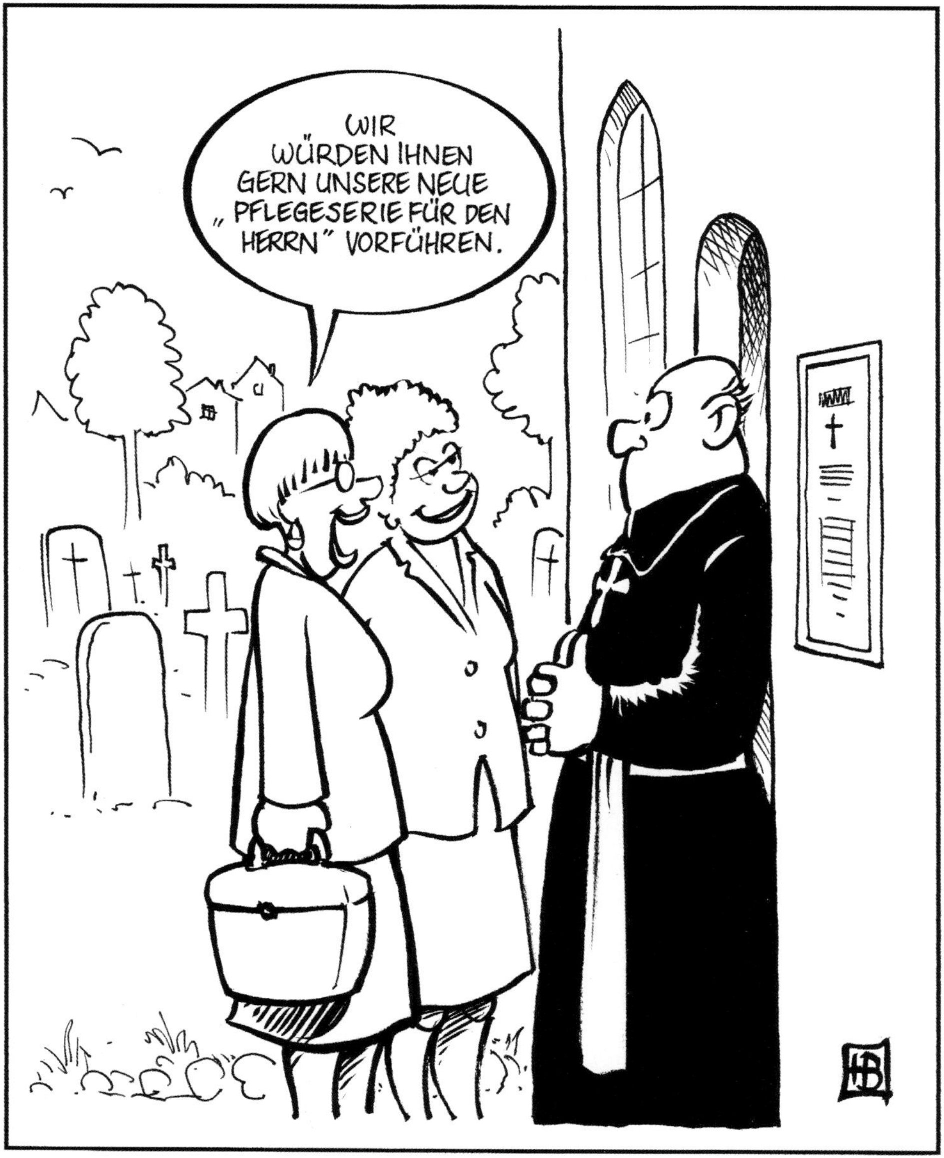
WIR WÜRDEN IHNEN GERN UNSERE NEUE „PFLEGESERIE FÜR DEN HERRN" VORFÜHREN.

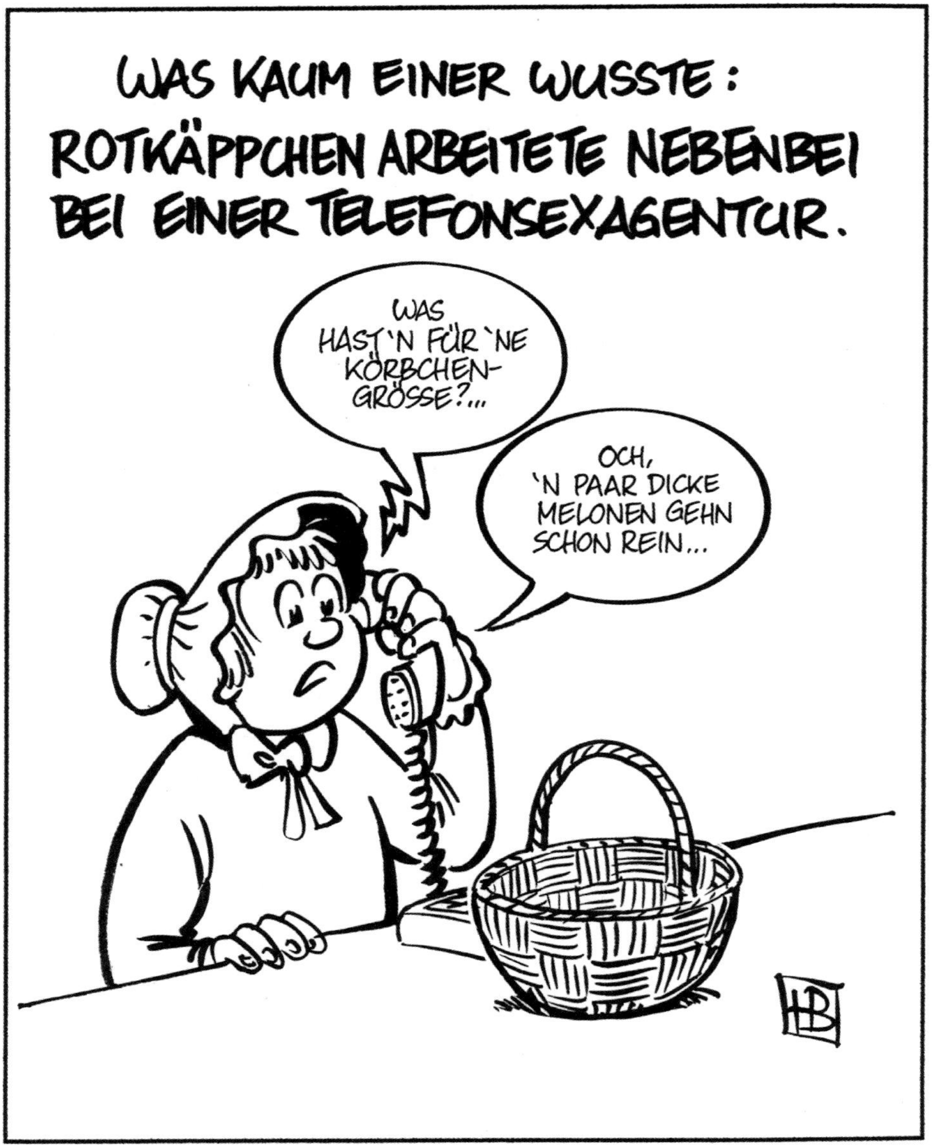
WAS KAUM EINER WUSSTE:
ROTKÄPPCHEN ARBEITETE NEBENBEI BEI EINER TELEFONSEXAGENTUR.
WAS HAST'N FÜR 'NE KÖRBCHEN-GRÖSSE?...
OCH, 'N PAAR DICKE MELONEN GEHN SCHON REIN...
HB

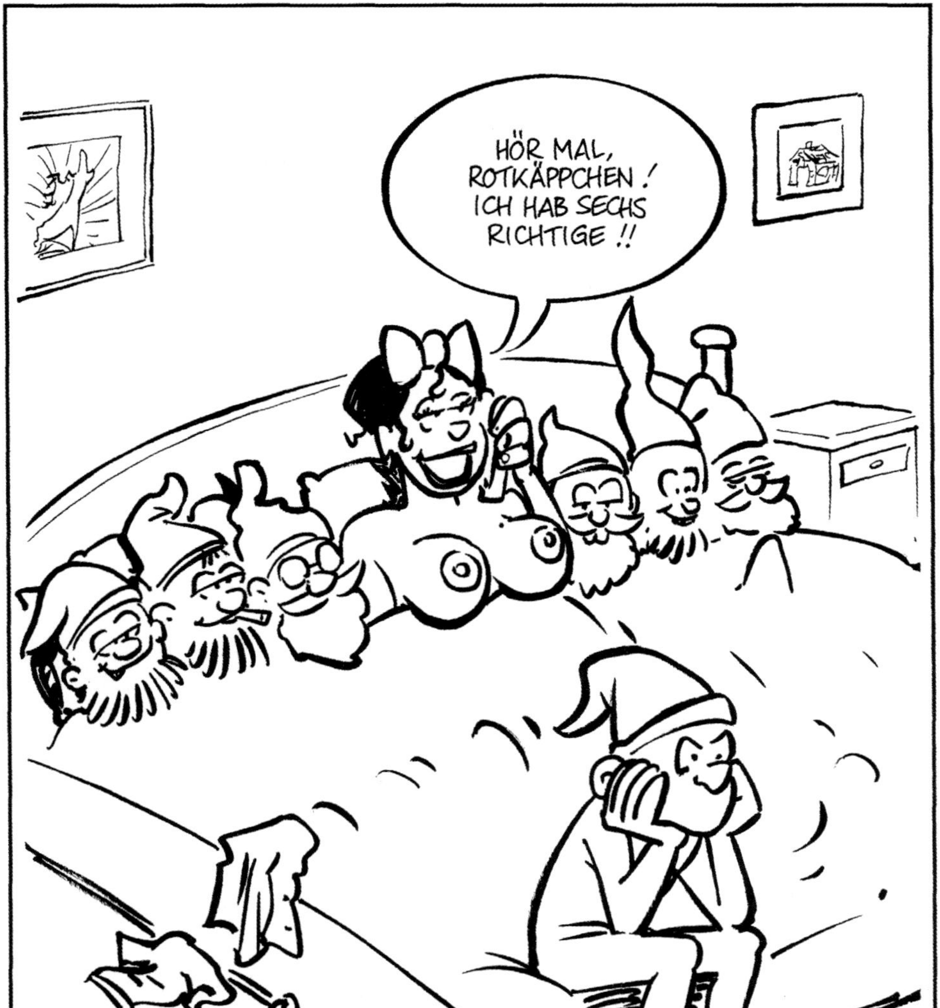
HÖR MAL, ROTKÄPPCHEN! ICH HAB SECHS RICHTIGE!!

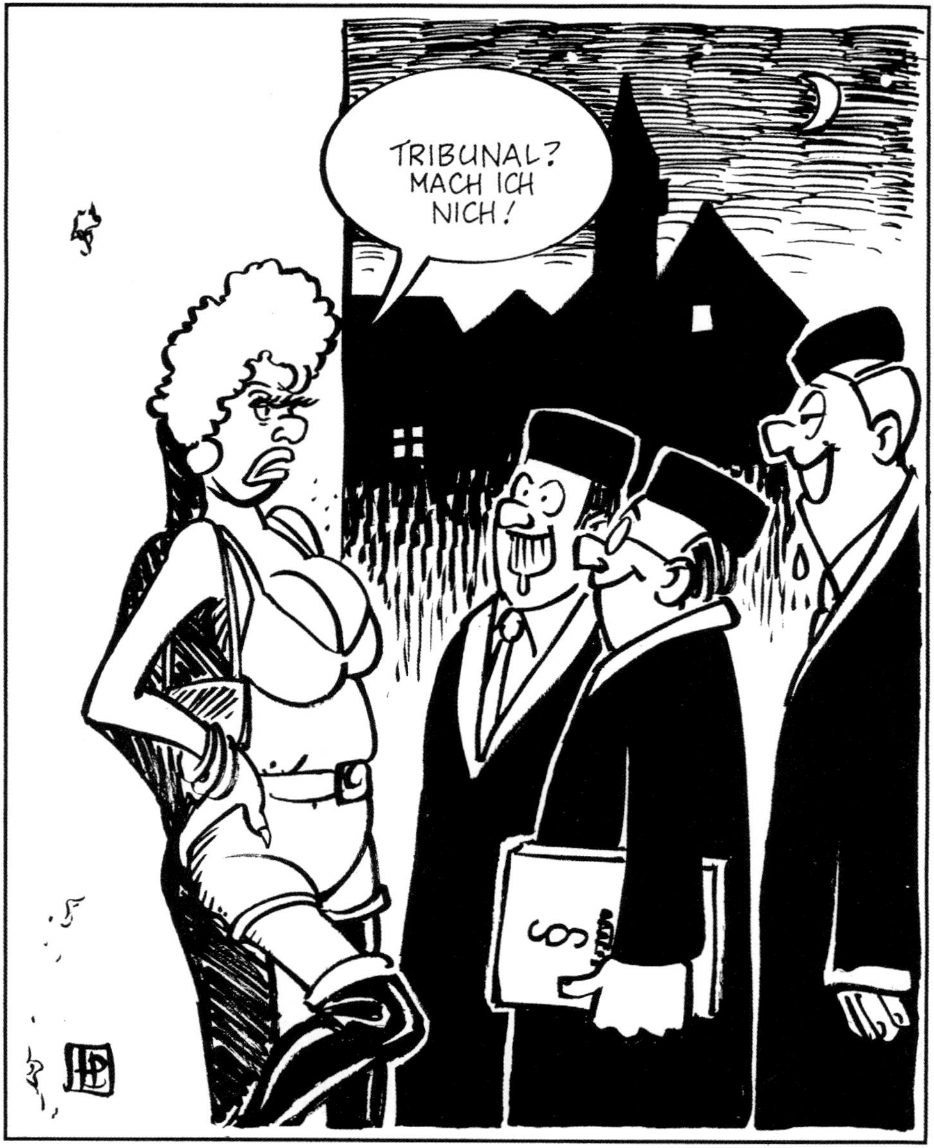
TRIBUNAL? MACH ICH NICH!

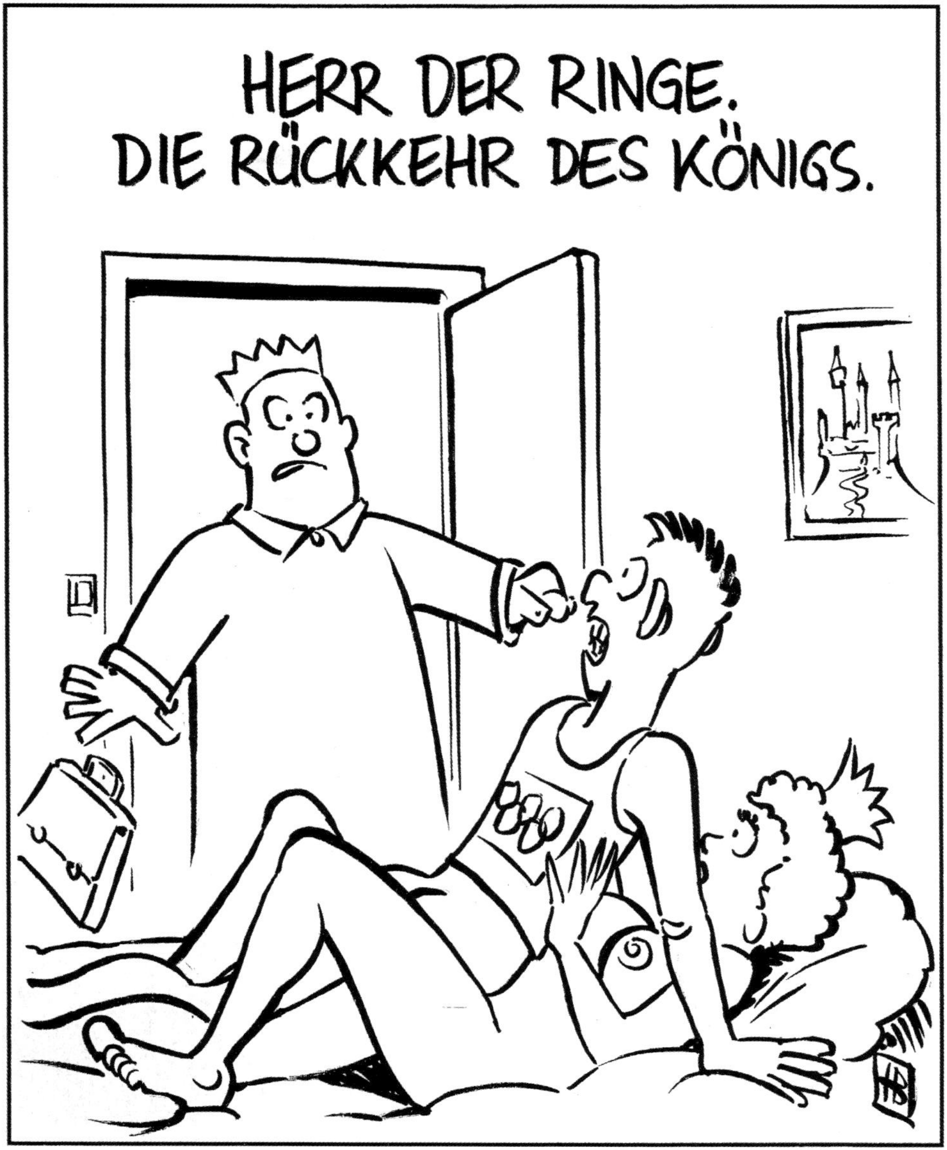
HERR DER RINGE.
DIE RÜCKKEHR DES KÖNIGS.

Berufserfahrung...

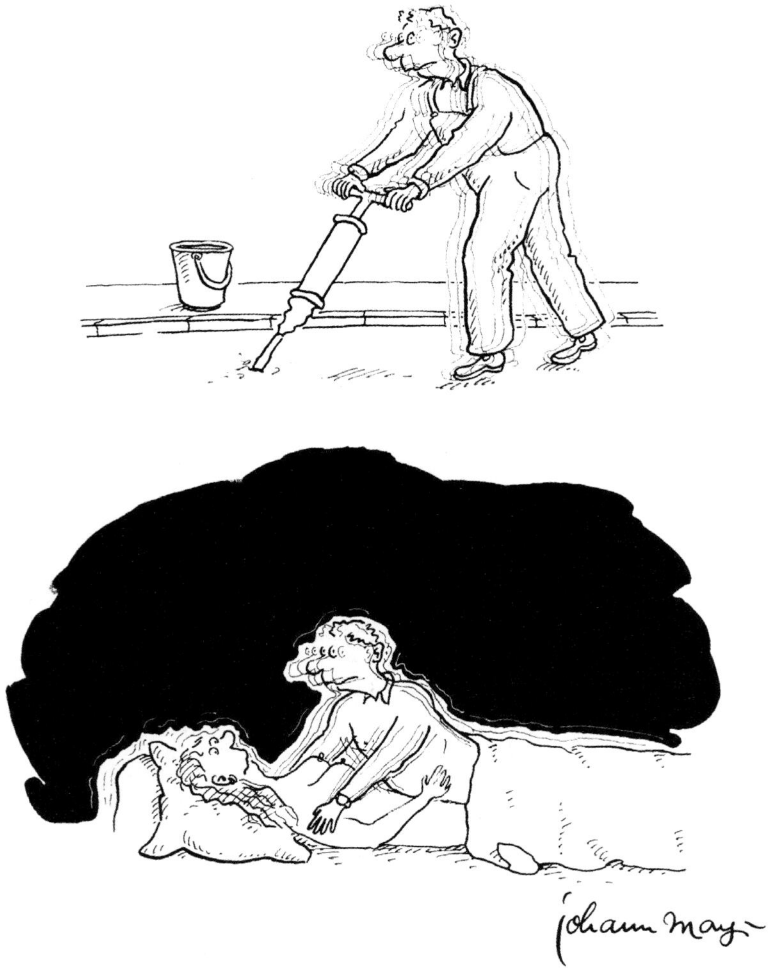

... hilft auch im Alltag

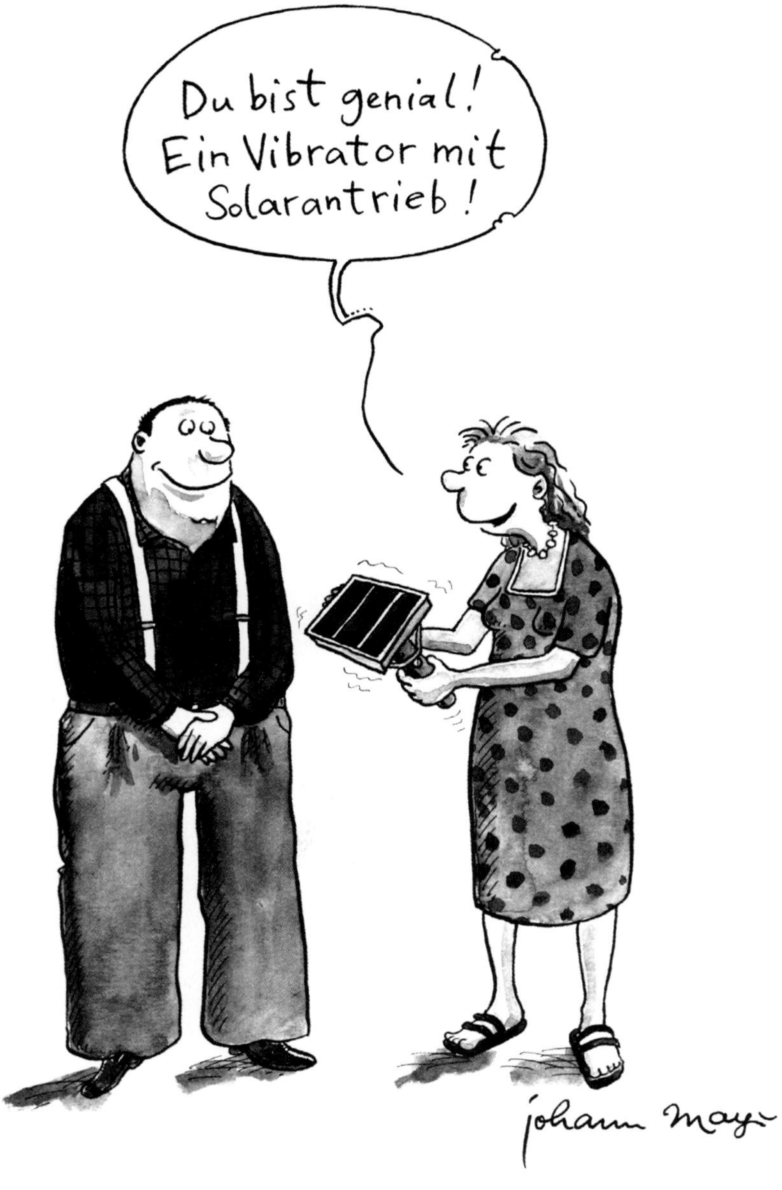
Du bist genial! Ein Vibrator mit Solarantrieb!
johann mayr

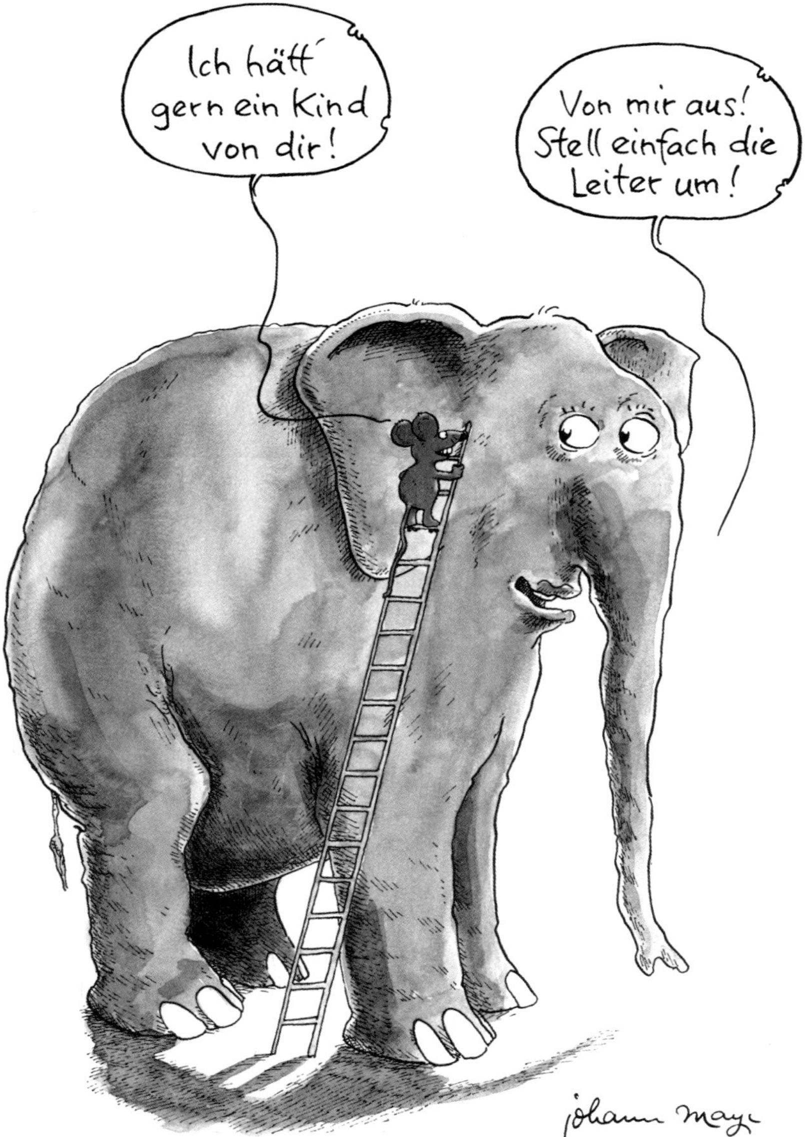
Ich hätt´ gern ein Kind von dir!
Von mir aus! Stell einfach die Leiter um!
johann mayr

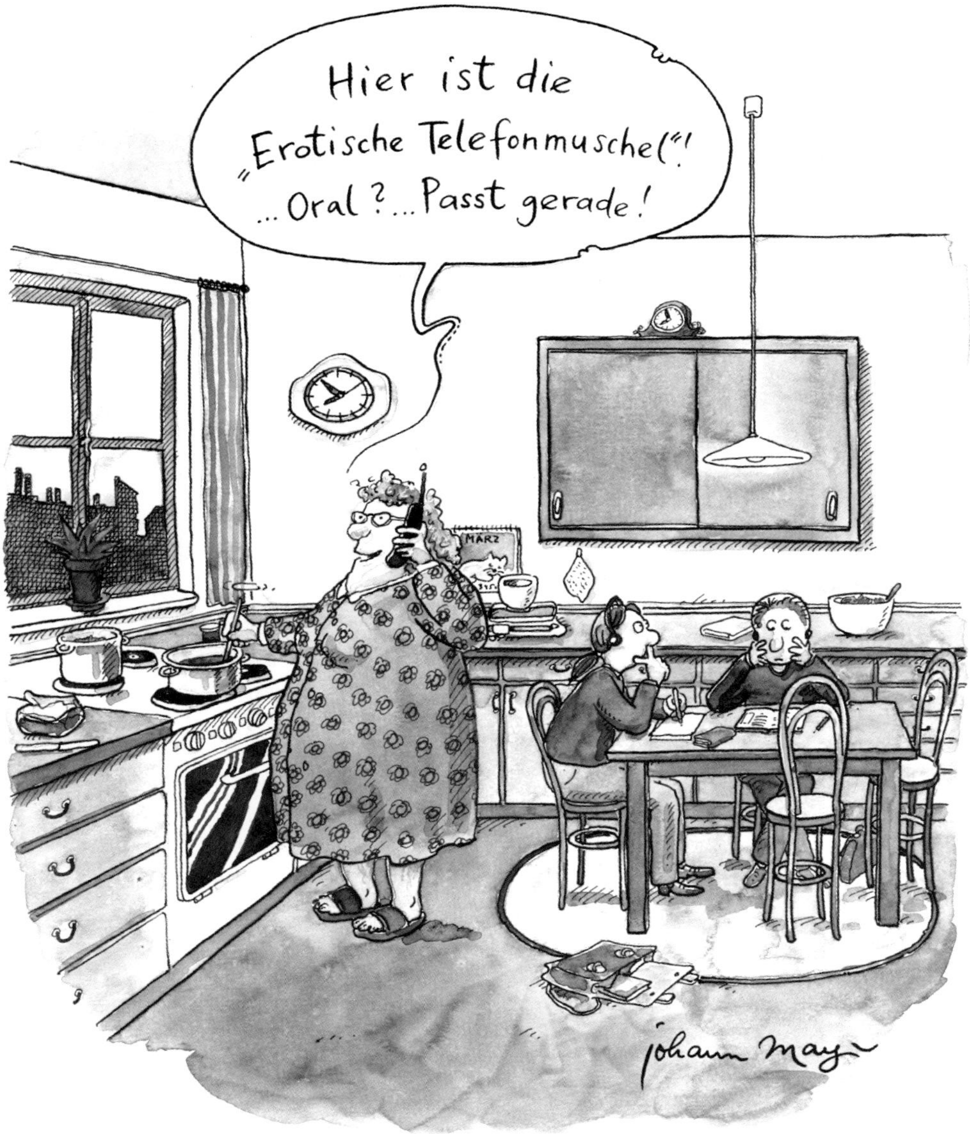
Hier ist die „Erotische Telefonmuschel“! ... Oral? ... Passt gerade!
MÄRZ
johann mayr

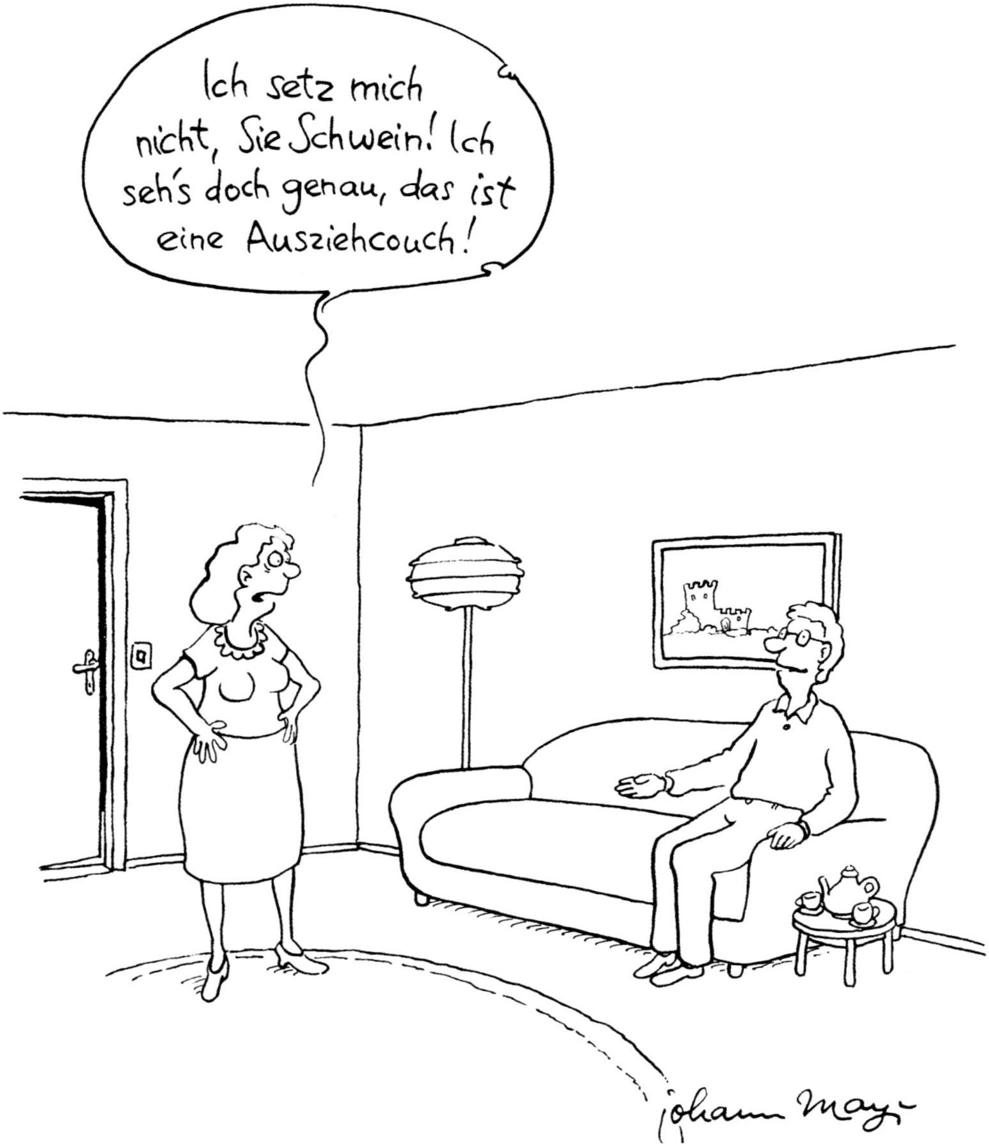
Ich setz mich nicht, Sie Schwein! Ich seh's doch genau, das ist eine Ausziehcouch!
johann mayr

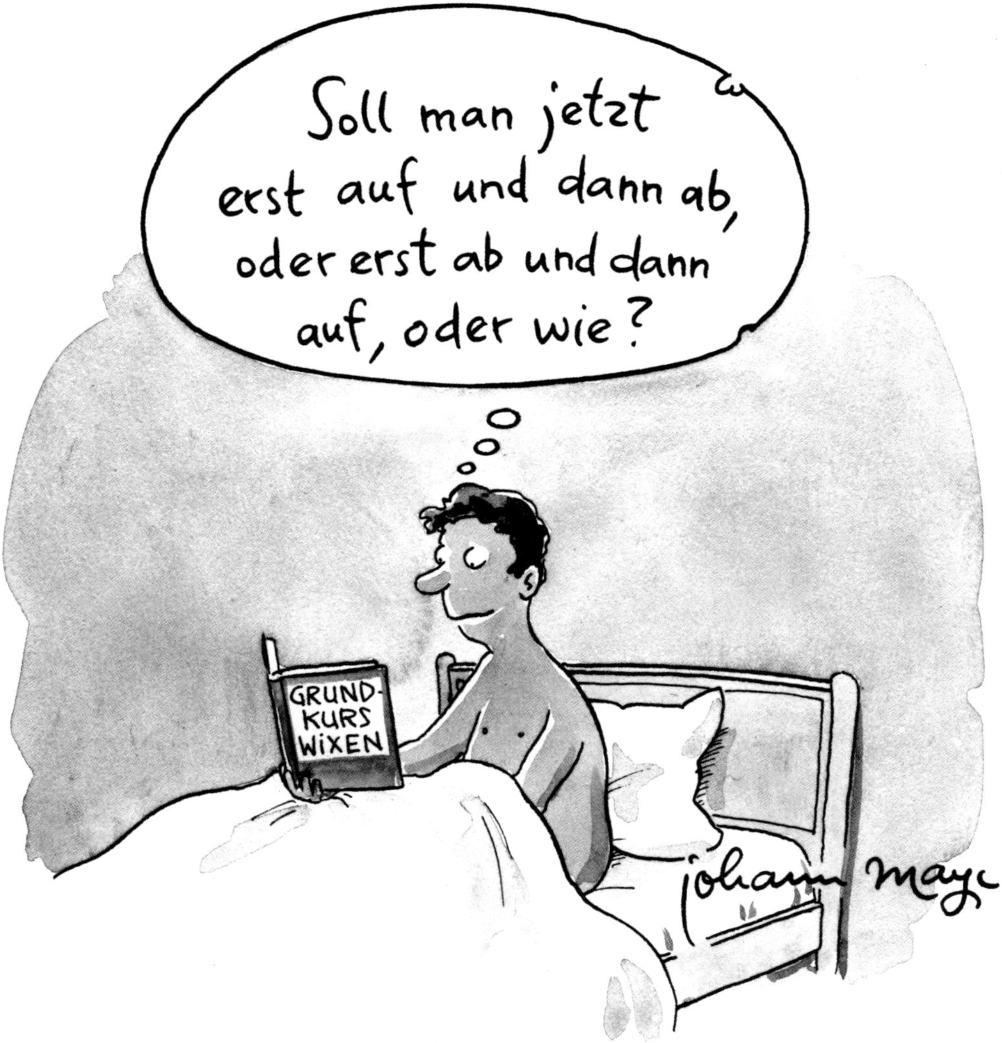
Soll man jetzt erst auf und dann ab, oder erst ab und dann auf, oder wie?
GRUND-KURS WIXEN
johann mayr

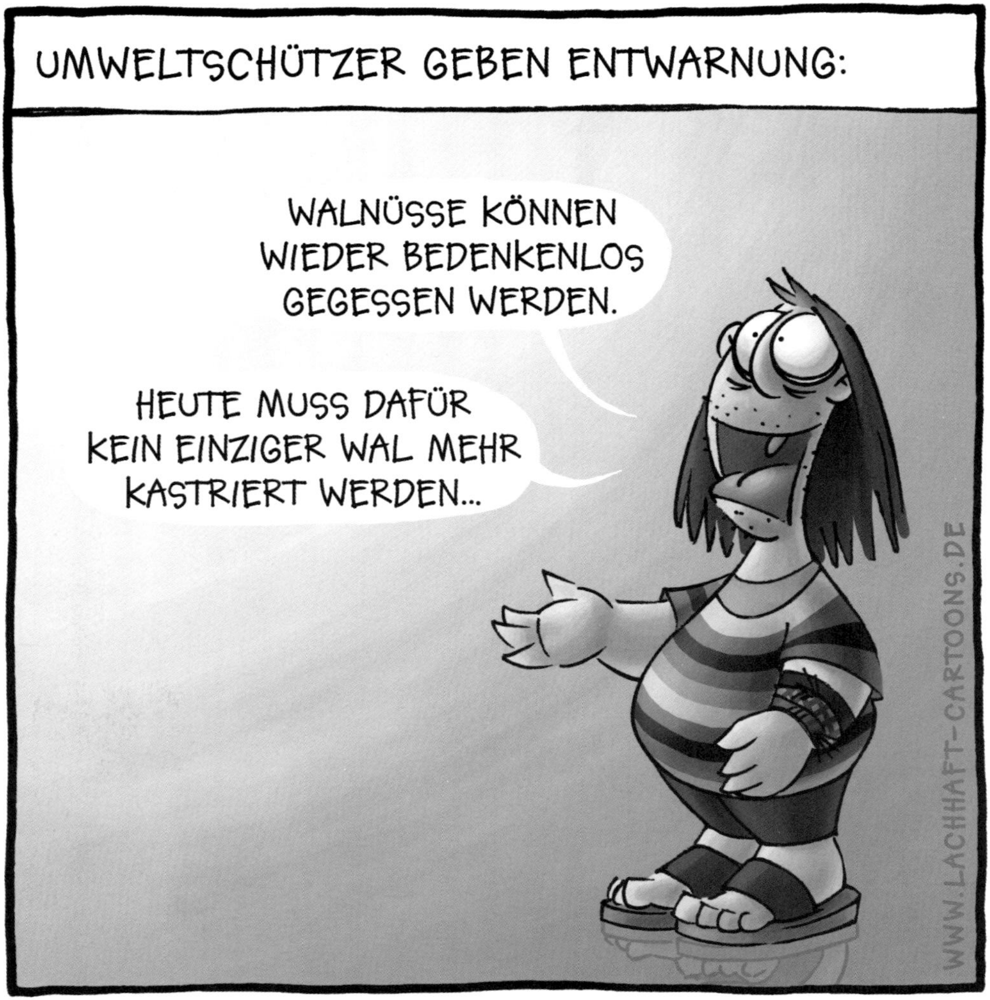
UMWELTSCHÜTZER GEBEN ENTWARNUNG:
WALNÜSSE KÖNNEN WIEDER BEDENKENLOS GEGESSEN WERDEN.
HEUTE MUSS DAFÜR KEIN EINZIGER WAL MEHR KASTRIERT WERDEN...
WWW.LACHHAFT-CARTOONS.DE

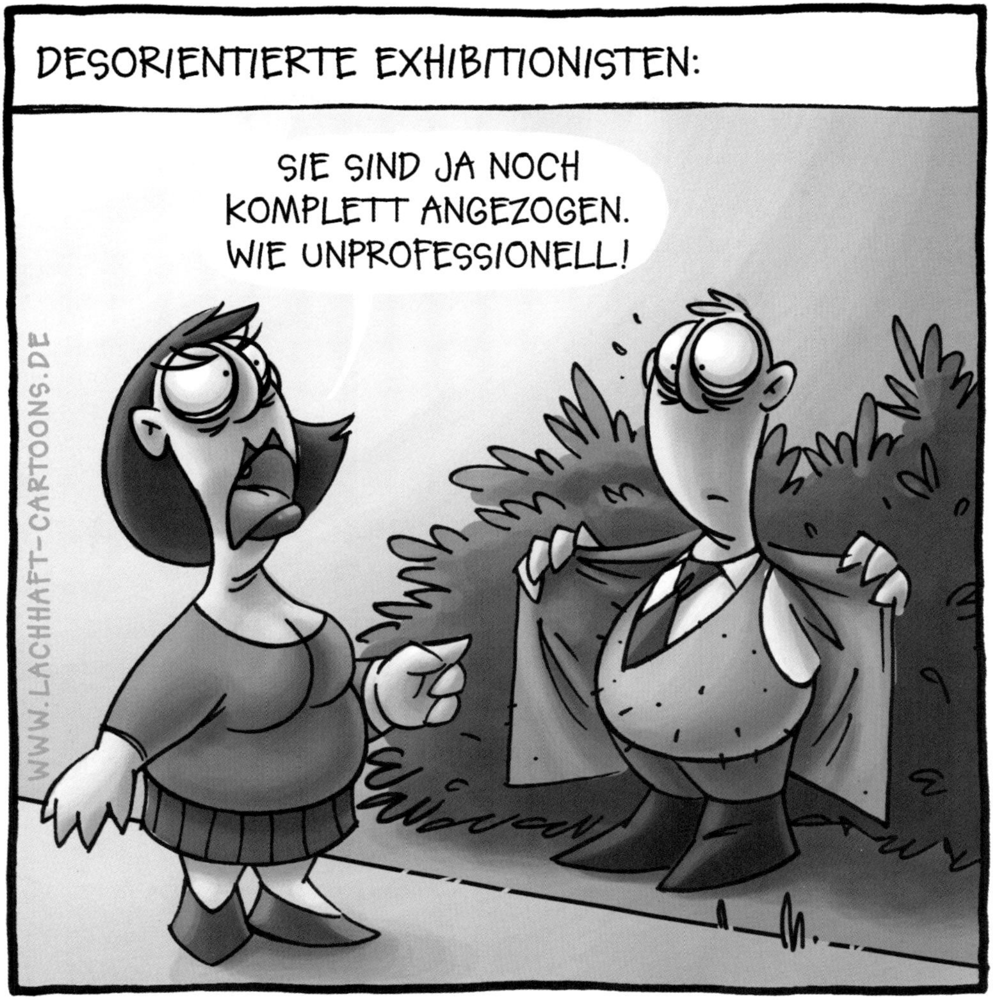
DESORIENTIERTE EXHIBITIONISTEN:
SIE SIND JA NOCH KOMPLETT ANGEZOGEN. WIE UNPROFESSIONELL!
WWW.LACHHAFT-CARTOONS.DE

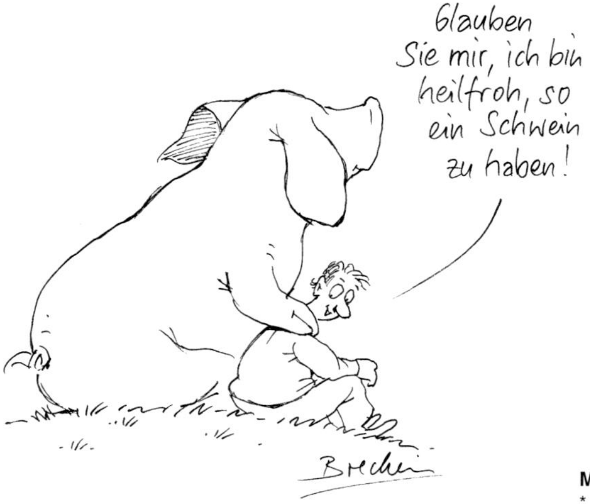
Glauben Sie mir, ich bin heilfroh, so ein Schwein zu haben!
Brecheis

Karl-Heinz Brecheis
* 1951 in Simbach/Inn. Wohnt und arbeitet in München.

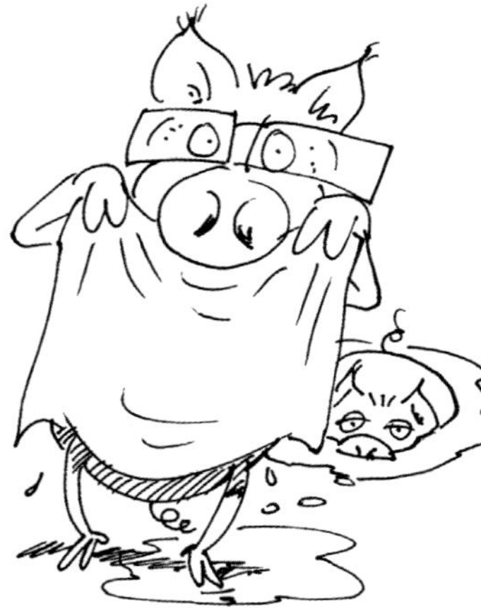

Matthias Kiefel
* 1960 in Berlin. Wohnt in seinem Geburtsort.

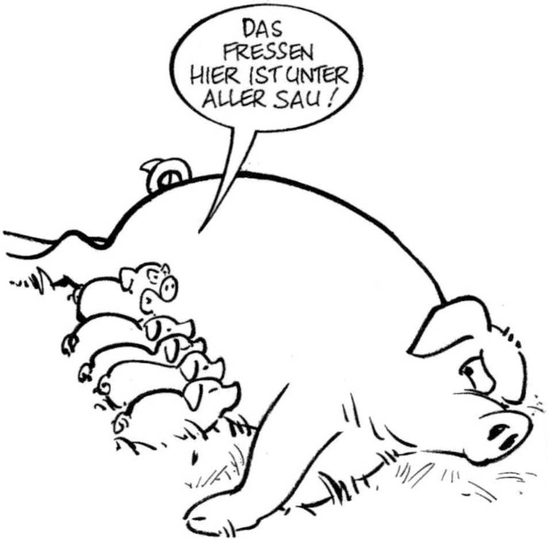
DAS FRESSEN HIER IST UNTER ALLER SAU!

Harm Bengen
* 1955 in Arle, lebt jetzt in Ulm.

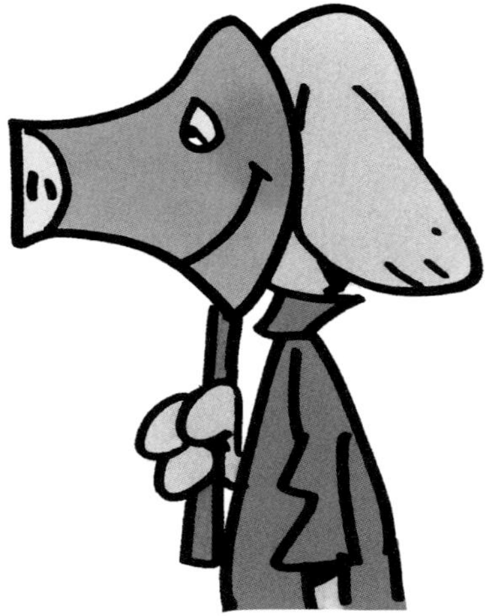

Peter Butschkow
* 1944 in Cottbus, aufgewachsen in Berlin.
Jetzt in Nordfriesland.

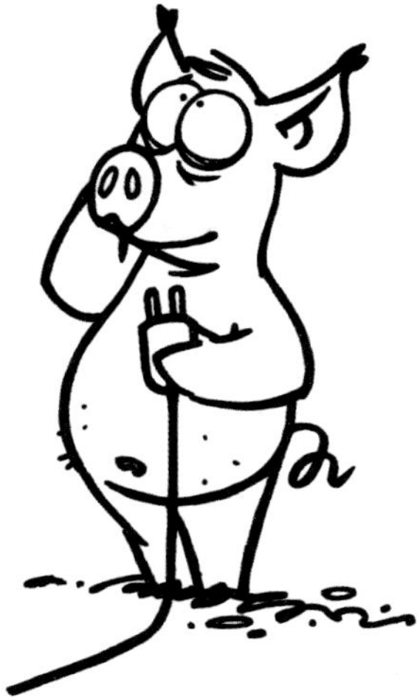

Michael Mantel
* 1977 in Uelzen, wohnt in Hannover.

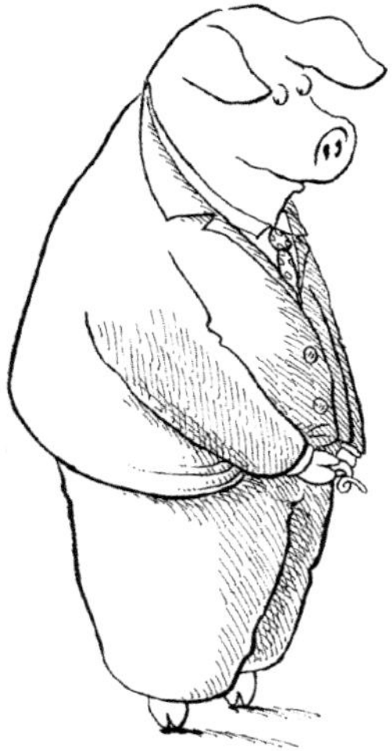

Johann Mayr
* 1956 in München, lebt in Jetzendorf/Bayern.

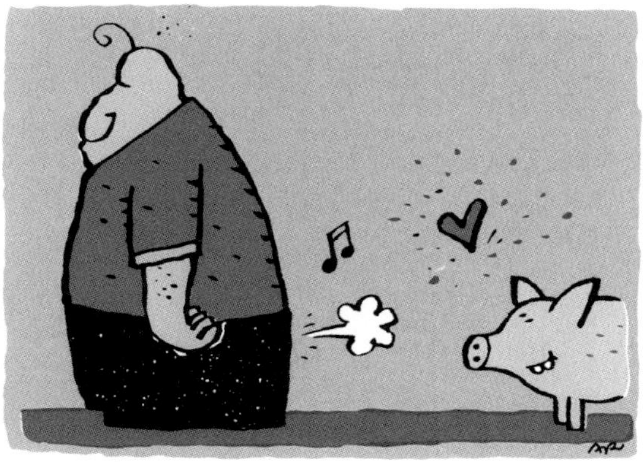

Ari Plikat
* 1958 in Lüdenscheid, in Dortmund zu Hause.

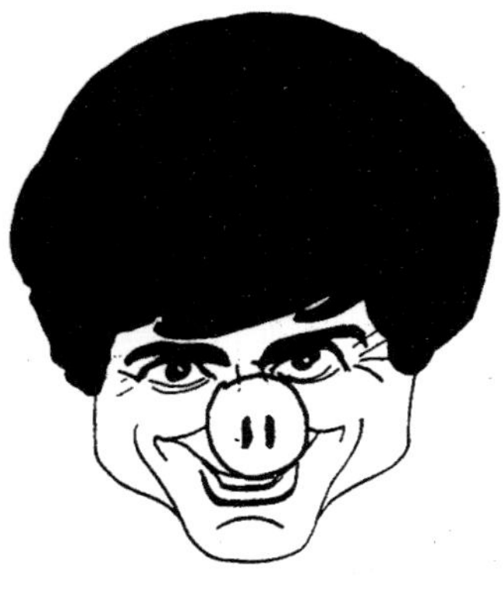

OL (Olaf Schwarzbach)
* 1960 in Berlin. Lebt in Berlin.
Hier gezeichnet von Rattelschneck.

Andreas Prüstel
* 1951 in Leipzig, im Exil in Berlin.

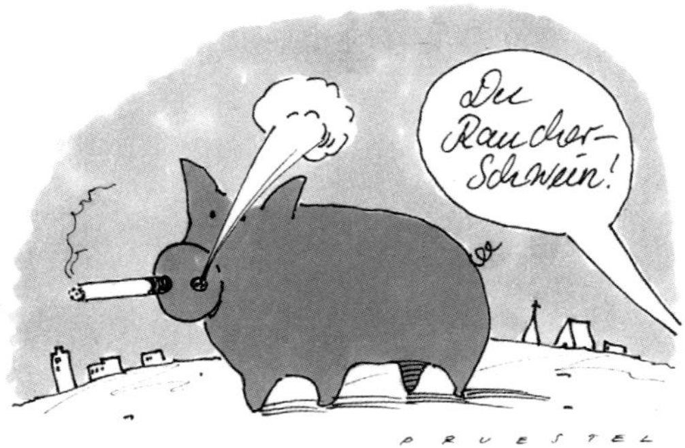

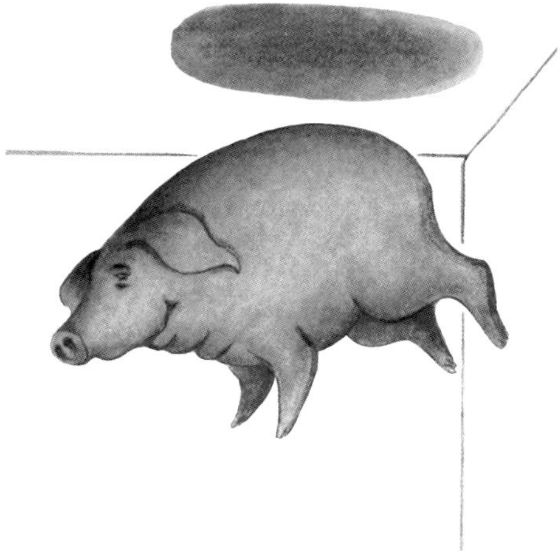

POLO (André Poloczek)
* 1959 in Wuppertal, lebt jetzt wieder dort.

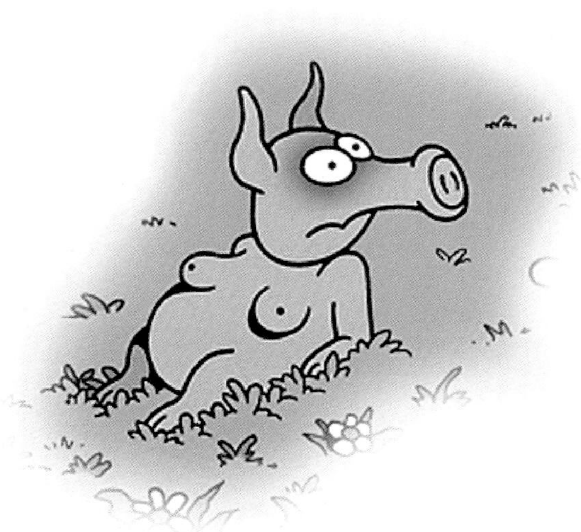

Tetsche
* 1946 in der Lüneburger Heide, lebt auch dort.

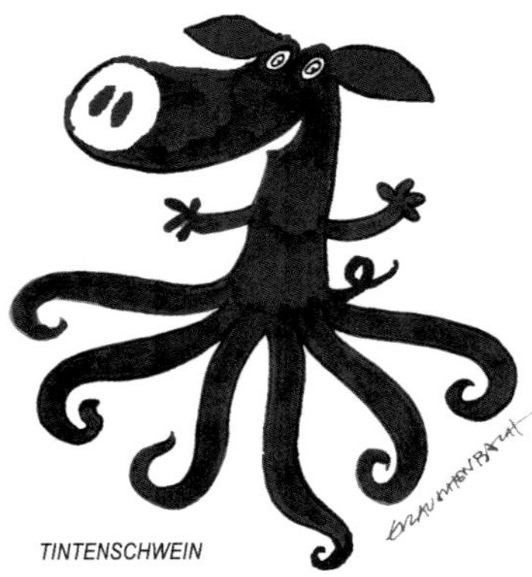

Erich Rauschenbach
* 1944 in Lichtenstein/Sachsen, lebt in Berlin.

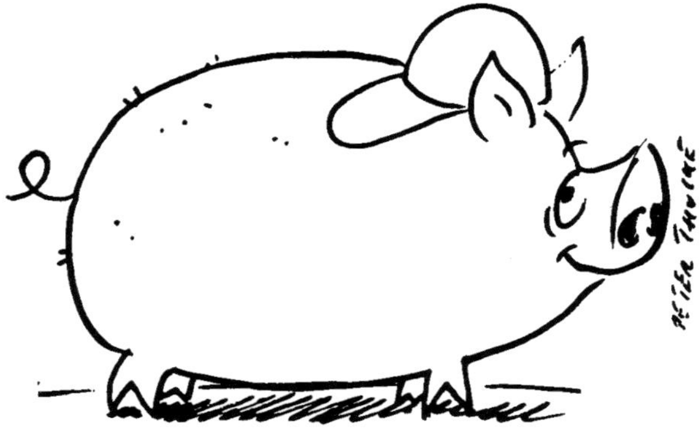

Peter Thulke
* 1951 in Wismar, lebt in Berlin.

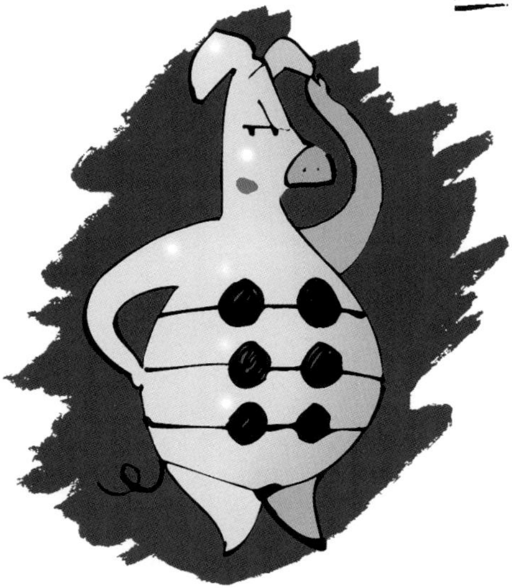

Karsten Weyershausen
* 1963, lebt und arbeitet in Braunschweig.

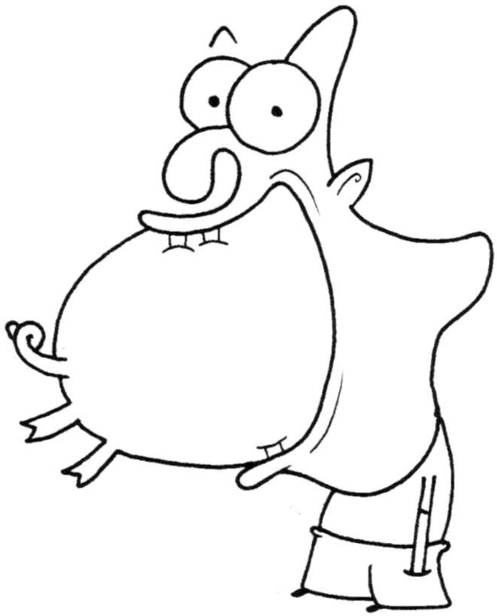

Martin Zak
* 1972 in Beuthen/Polen, zu Hause in Köln.

Auswahl und Zusammenstellung:
Rolf Lonkowski & Andreas Prüstel

ISBN 978-3-359-02210-7

Einbandgestaltung: Andreas Fack, Titelmotiv: Tetsche
Cartoon Seite 1: Michael Mantel, Cartoon Seite 2: Harm Bengen,
Druck und Bindung: Salzland Druck, Staßfurt

Ein Verlagsverzeichnis schicken wir Ihnen gern:
Eulenspiegel • Das Neue Berlin Verlagsgesellschaft mbH & Co. KG
Neue Grünstr. 18, 10179 Berlin
Tel. 01805/30 99 99
(0,14 Euro/min. aus dem deutschen Festnetz,
abweichende Preise für Mobilfunkteilnehmer)

Die Bücher des Eulenspiegel Verlages erscheinen
in der Eulenspiegel Verlagsgruppe.

www.eulenspiegel-verlag.de